骨科微创手术系列丛书

骨科微创手术学
Minimally Invasive Surgery in Orthopedics

上肢│Upper Extremity Handbook

主编　〔美〕贾尔斯·R·斯库代里
　　　〔美〕阿尔弗雷德·J·特里亚
主译　马信龙

天津出版传媒集团
天津科技翻译出版有限公司

著作权合同登记号：图字 02-2013-9

图书在版编目（CIP）数据

骨科微创手术学·上肢／（美）斯库代里（Scuderi，G. R.），（美）特里亚（Tria，A. J.）主编；马信龙等译.—天津：天津科技翻译出版有限公司，2014.7
（骨科微创手术系列丛书）
书名原文：Minimally Invasive Surgery in Orthopedics：Upper Extremity Handbook
ISBN 978-7-5433-3363-5

Ⅰ.①骨…　Ⅱ.①斯…　②特…　③马…　Ⅲ.①上肢-显微外科学　Ⅳ.①R68

中国版本图书馆 CIP 数据核字（2014）第 057973 号

Translation from English language edition：
Minimally Invasive Surgery in Orthopedics. Upper Extremity Handbook
by Giles R. Scuderi and Alfred J. Tria
Copyright © 2012 Springer New York
Springer New York is a part of Springer Science + Business Media
All Rights Reserved

中文简体字版权属天津科技翻译出版有限公司。

授权单位：Springer-Verlag GmbH
出　　版：天津科技翻译出版有限公司
出 版 人：刘 庆
地　　址：天津市南开区白堤路 244 号
邮政编码：300192
电　　话：022-87894896
传　　真：022-87895650
网　　址：www.tsttpc.com
印　　刷：天津新华印刷三厂
发　　行：全国新华书店
版本记录：787×1092　16 开本　10.25 印张　200 千字
　　　　　2014 年 7 月第 1 版　2014 年 7 月第 1 次印刷
　　　　　定价：50.00 元

译校者名单

主　译　马信龙

副主译　许卫国　　李世民　　阚世廉　　叶伟胜

　　　　　　孙景城　　雪　原　　郝永宏

译校者　（按姓名汉语拼音排序）

白春宏	蔡　琳	蔡　迎	曹树明
陈　思	郭　林	韩　超	郝春燕
郝永宏	阚世廉	李　晖	李明新
李世民	刘林涛	刘子媛	刘兆杰
刘忠玉	马信龙	孟晓辉	苗　军
潘　涛	石敬贤	石　青	苏啸天
孙景城	田　鹏	万春友	王敬博
魏学磊	吴英华	解敏坤	徐建华
徐　康	许卫国	雪　原	闫　旭
杨　阳	杨　忠	叶伟胜	殷中罡
尹　路	袁　永	詹海华	张　波
张　超	张继东	张建兵	张　涛
赵　栋	周慧芳	朱少文	

编者名单

Kenneth Accousti, MD Shoulder Fellow,
Mount Sinai Medical Center, New York, NY, USA

David W. Altchek, MD Professor, Department of Orthopaedic Surgery,
Weill Medical College of Cornell University, New York, NY, USA
Co-Chief, Sports Medicine and Shoulder Service,
Hospital for Special Surgery, New York, NY, USA

John-Erik Bell, MD Assistant Professor, Shoulder, Elbow and Sports
Medicine, Department of Orthopaedic Surgery, Dartmouth-Hitchcock
Medical Center, Lebanon, NH, USA

Louis U. Bigliani, MD Frank E. Stinchfield Professor and Chairman,
Department of Orthopaedic Surgery, New York-Presbyterian Hospital,
Columbia University Medical Center, New York, NY, USA

Theodore A. Blaine, MD Associate Professor, Department of Orthopaedic
Surgery, Brown Alpert Medical School, Providence, RI, USA
Rhode Island Hospital and the Miriam Hospitals, Providence, RI, USA

Louis W. Catalano III, MD Assistant Clinical Professor,
Department of Orthopaedic Surgery, Columbia College of Physicians
and Surgeons, New York, NY, USA
Attending Hand Surgeon, C.V. Starr Hand Surgery Center,
St. Luke's-Roosevelt Hospital Center, New York, NY, USA

Frances Cuomo, MD Chief, Division of Shoulder and Elbow Surgery,
Department of Orthopedics and Sports Medicine, Beth Israel
Medical Center, Philips Ambulatory Care Center, New York, NY, USA

Phani K. Dantuluri, MD Assistant Clinical Professor,
Department of Orthopaedics, Thomas Jefferson University Hospital,
Jefferson Medical College, The Philadelphia Hand Center,
Philadelphia, PA, USA

Christopher C. Dodson, MD Fellow, Sports Medicine
and Shoulder Service, Hospital for Special Surgery, New York, NY, USA

Xavier Duralde, MD Private Practice, Peachtree Orthopaedic Clinic, Atlanta, GA, USA

Sara L. Edwards, MD Fellow, Department of Orthopedic Surgery, New York-Presbyterian Hospital, Columbia University Medical Center, New York, NY, USA

Evan L. Flatow, MD Lasker Professor and Chair, Peter & Leni May Department of Orthopaedic Surgery, Mount Sinai Medical Center, New York, NY, USA

W. Anthony Frisella, MD, MA Fellow, Shoulder and Elbow Service Department of Orthopedics and Sports Medicine, Beth Israel Medical Center, Philips Ambulatory Care Center, New York, NY, USA

Leesa M. Galatz, MD Associate Professor, Program Director, Should & Elbow Fellowship, Department of Orthopaedic Surgery, Washington University School of Medicine, St. Louis, MO, USA

Steven Z. Glickel, MD Associate Clinical Professor of Orthopaedic Surgery, Columbia College of Physicians and Surgeons, New York, NY, USA

Director, Hand Service, C.V. Starr Hand Surgery Center, St. Luke's-Roosevelt Hospital Center, New York, NY, USA

Michael R. Hausman, MD Professor, Department of Orthopaedics, Mount Sinai School of Medicine, New York, NY, USA

Jonathon Herald, MD Department of Orthopaedics, Mount Sinai School of Medicine, New York, NY, USA

Jim C. Hsu, MD Private Practice, The Sports Medicine Clinic, Seattle, WA, USA

Raymond A. Klug, MD Assistant Professor, Department of Orthopaedics, Mount Sinai School of Medicine, New York, NY, USA

Edward W. Lee, MD Attending Surgeon, The CORE Institute, Phoenix, AZ, USA

Steve K. Lee, MD Associate Chief, Division of Hand Surgery, Department of Orthopaedic Surgery, The NYU Hospital for Joint Diseases, New York, NY, USA

Assistant Professor, Department of Orthopaedic Surgery, The New York University School of Medicine, New York, NY, USA

Co-Chief, Hand Surgery Service, Bellevue Hospital Center, New York, NY, USA

Brian Magovern, MD Attending Physician, Shoulder Service, Harbor-UCLA Medical Center, Private Practice, Orthopaedic Institute, Torrance, CA, USA

Guido Marra, MD Assistant Professor, Chief, Section of Shoulder and Elbow Surgery, Loyola University medical Center, Maywood, IL, USA

Bradford O. Parsons, MD Assistant Professor, Department
of Orthopaedics, Mount Sinai School of Medicine, New York, NY, USA

Milan M. Patel, MD Fellow, C.V. Starr Hand Surgery Center,
St. Luke's-Roosevelt Hospital Center, New York, NY, USA

Matthew L. Ramsey, MD Private Practice, Rothman Institute,
Philadelphia, PA, USA

Aaron G. Rosenberg, MD Professor, Department of Orthopaedic Surgery,
Rush Medical College, Rush-Presbyterian-St. Luke's Center,
Chicago, IL, USA

Steven J. Thornton, MD Fellow, Department of Orthopaedic Surgery,
Hospital for Special Surgery, New York, NY, USA

Mordechai Vigler, MD Chief of Hand Surgery, Department
of Orthopaedic Surgery, Rabin Medical Center, Hasharon Hospital,
Tel-Aviv University, Sackler School of Medicine, Petach-Tikva, Israel

译者前言

目前,骨科微创手术在国内外均受到广大骨科医生和患者的欢迎。这是因为微创手术随着技术的成熟和器械的发展更新,越来越能达到与传统开放性手术完全相同的治疗效果。它既能减少骨科手术患者的痛苦,又能大大节省患者的住院时间和治疗花费,显然对国家经济建设和医保支出都有好处。特别是对手术患者的损伤轻微,从而术后并发症也明显下降。越来越多的骨科医生都在学习和开展微创手术,它已经成为一项不可或缺的临床技术。

近期,世界最著名的出版公司之一———施普林格公司出版了骨科微创手术学(Minimally Invasive Surgery in Orthopedics)系列专著,包括脊柱、上肢、髋、膝和足踝五本(其中《微创全髋关节置换手术》一书已经由天津科技翻译出版有限公司引进出版)。此系列几乎涵盖了当前骨科领域的全部微创手术。有鉴于此,天津医院骨科组织骨科医师将其翻译为中文版,无论对促进我国骨科临床微创技术应用还是推动我国骨科临床微创手术发展,都必然起到重要作用。

值此中文版出版之际,我们谨表欣慰和祝贺。

主译

目　录

第 *1* 章

什么是微创手术及怎么学习它

Aaron G. Rosenberg

外科手术中的革新由来已久。如全关节置换的历史已经彰显了这一持续性变革，而早期假体及相关手术技术的相应高并发症率最终促进了植入物的改进及提高手术操作技术的精进。这些改进措施被采用，并渐渐渗透至外科领域，提高了植入物的成功率[1]。随着手术数量逐渐增多，手术操作越来越简捷，然后逐渐改进标准化住院程序，最后促进更迅速地康复及恢复功能。这些益处被完全采纳，并有助于建立一种更好的"消费者驱动"的医疗实践模式。

大多数外科医师都认为，临床经验可指导外科医师进行更准确的切口定位，更精细的解剖，更熟练的结构活动，以及减少广泛暴露。实际上，更小的切口似乎是既定手术过程中富有经验的标志。从历史角度看，全髋置换似乎是个真实范例。这个手术最早由Charnley 记述，需要行股骨粗隆间截骨术。行该截骨术为了以下几个目的：充分暴露，为适当的植入物组件及水泥加压放置至髓腔提供通道；便于外科医师调整、提高外展肌张力的稳定性。然而，随着时间的推移，股骨粗隆间骨不连及保留内固定器械确实是个问题，并逐渐变得更突出。为了减少这种问题的发生，一些学者努力改进并提高股骨粗隆间固定的技术。可是，另一些学者却在向不同方向努力，他们最终要表明该手术可以不需要截骨术，并能更精确地进行操作。很多保守主义者认为这就不再是经典的 Charnley 手术，而且也丧失了股骨粗隆间截骨术的益处。该领域主要从事全髋置换术的外科医师处，

绝大部分都接受这个无须行截骨术的观点，而这一最终达成的共识让人注意到这个事实，即无须行截骨术也可达到期望的结果。

这方面发展也促进了后路全髋关节置换术的推广。最初臀大肌肌腱的股骨外侧止点常规需切断，以便充分暴露关节窝。这种方式确实提供了充足的暴露，以便于精确控制髋臼组件的位置，也能减少骨水泥插入时的出血，亦能满足髋臼水泥的压送。然而，这种广泛暴露也伴随着高脱位率，脱位率高于股骨粗隆间截骨术。但是，随着器械设计的改进，对组件位置更深的理解及骨水泥注入技术的提高，大部分手术已不需要如此广泛的暴露。后路切口的精心缝合也明显降低了脱位率[2]。从该例子中可以发现在大部分的进步、演化过程中都要仔细检查：最初要获得益处须付出一定的代价，否则不是引发不同的并发症，就是改变并发症发生率。然后，需要进一步的改进来克服新产生的问题，这些问题是由于顺应革新所致的。Rogers 已经广泛研究了推动革新被采用（或改变）的因素，并在他这本书《创新的传播》中有很好的描述[3]。

在其他专业领域中已经可以注意到这种更小或微创技术的趋势[4]。或许，在介入放射学领域，这种趋势更占据着统治性的地位[5]。

公平地讲，随着时间推移，几乎所有外科技术的提高都趋向于微创观点，而这种观点往往都是很勉强地被外科专业协会接受的。对持怀疑态度的人来说，回顾一下 Kurt Semm 博士的生涯是会有帮助的[6]。他做的关于手术技术的报告在专业学术会议上被叫停，他

的演讲被认为是"好笑、笑柄、可疑"的。他被系主任禁止发表文章，他第一篇提交的论文因"不道德"而被拒绝。德国外科协会主席要求撤销他的医师执照，禁止他参与临床实践。因为他的想法太激进，他基尔大学的同事要求对他进行心理学测试。尽管受到如此羞辱，但他仍然发明了 80 项具有专利的外科设备，发表了 1000 余篇科学论文，并开发了数十项新技术。《英国医学杂志》刊登他的讣告时赞扬他为"腹腔镜之父"。今天，谁还会放弃更好的腹腔镜技术不用而去选择开放的胆囊切除术呢？

不仅是标准的髋关节置换议题，而且也包括非传统的髋关节置换，都在对髋关节置换术进行各种各样最低限度的改进。与之相似的是，持各种关节切开观点的人都在通过更小的切口进行膝关节置换术。支持者称之为微创，但是这个议题只是个笼统概念，仍没有专业或统一的界定。

这些技术的目标包括更早、更快及更完美的功能恢复，更少的围术期出血，更好的美容效果。直到今天，除了支持者的专业技术外，还缺少数据来证实这些潜在的好处。当然，看到这些目标优势时，必须要衡量改变本质的潜在风险和/或并发症发生率，这些并发症常常是由于改进技术所带来的副作用。

常见的共识是，采用新技术的初期常会出现更高的并发症发生率。这就是所谓的学习曲线[7,8]，这是学习新手术的外科医师众所周知的。这个学习曲线的扩张或收缩与否，取决于个人及手术的系统特征[9]。

但令人惊喜的是，在那些改进手术的早期报道中（想来，那些学者已花费了相当多的时间来逐渐发展自己的专业），并发症发生率可以和标准式的并发症发生率相提并论，而其他报道登载了其他术式会引发更高的并发症发生率[10-14]。对于专业的外科医师来讲，现在没有充足的时间去积累科学依据来说明技术改进后的利弊，更别说那些做各种手术的通才了。

很显然，现代的通信技术及与之相连的精妙的市场技术，这些都加剧了这种改良的速度——新技术被认可、流行以及易受到这种影响的人们要求变革。因此，通过适量的研究持续积累的数据最终将决定这些技术在骨科医师应用医疗设备时最适合的角色[15]。在这些确认之前，外科医师该做什么呢？

由于外科手术尝试的多因素性完全规范的方法被禁止。很多经常行全髋置换术的外科医师已经改进了他们的手术观念，开始吸收微创手术技术的理念。每个外科医师对学习新技术都有各自的奋斗意愿及接受程度，对新技术操作所带来的变化有不同程度的认知，以及对在所谓"学习曲线"中遇到的潜在并发症持不同的采纳程度。遗憾的是，这些微创手术操作中所要求的视觉、听觉、触觉的反馈暗示了微创手术不同于传统手术，这种暗示不是速成的，也没有很好地完善或吸收、同化[11]。总之，在这些反馈暗示了成熟建立（适当反馈）或在形成适应这种手术方法的过程中，总体的并发症发生率可能会上升。正因为要努力达到微创手术目的，外科医师必须改善并利用非传统感觉来反馈及用可视化的方法来指导自己。随着这些进展，外科干预将变得更加微创，这正是本书所期望的。

本章题目提到的最后一个问题，也就是说怎么学习微创外科技术，这只能有一个回答，首先要了解目前外科培训的方法与标准骨科手术实践要求之间的关系。然后，我们只能评估微创手术要求的这些相关方法，才能回答下面这个问题：涉及微创手术的特殊手术要求真的需要改变外科医师培训方式吗？另一个隐含的假设就是一种观念——微创手术过程中的表现从本质上改变了准外科医师的培训过程，这一观点似乎是正确的，但是还没有严格确立。一系列相关的值得探究的问题就出现了：①微创手术在执行过程中的要求是什么？②这些要求真的从本质上有别于传统的非微创手术吗？（回避的问题就是我们是否真正理解这些!）③什么是外科培训方法与患者治疗结果之间的关系，我们真的充分理解这些关系并用一种有效的方式来改变这些关系了吗？④常规采用微创外科手术是否以一种有害于准外科医师的方式改变了目前的教育环境？⑤在何种程度上回答这个问题，是否要求外科教学新方法向微创外科方向发展？⑥采用一个什么样的形式进行呢？

古语云："一年学会如何手术，五年学会把握手术时机，终生去探究放弃手术的时机。"这一古语似乎道出了这个道理，在外科医师的全部能力中，心理活动能力是最容易教的，也是最难以教的技能。言外之意是，在手术室里，所要求的心理活动能力本质上有别于所要求的认知能力，心理防御能力也是更容易教导的。简而言之，外科手术的执行就是基于一个持续的心理反馈回路，这一心理活动与认知功能紧密相伴。正是这种在身体活动中连续不间断的抉择（即使常常是经验性的潜意识水平）影响着外科干预的质量。

这些认知、心理活动能力及两者之间的合作在何种程度上操纵着最后的结果，这是一个复杂的问题，仍然没有结论，而且研究者们对此知之甚少。据说，"很多外科医师用视频分析他们高尔夫挥杆动作多于他们的手术表现"。很少有研究用一种有意义的方式有效地评估实时手术表现中的特征，令人遗憾的是，甚至从根本上来说，很少有研究关注外科教育这一领域。外科教育能帮助我们决定大部分传统及特殊微创手术中所需要的特殊执行要领。另外，在传统或微创手术的培训教育方面，我们缺少更多数据。一项近期综合的专业表现回顾性分析显示：更多的观注度倾向于音乐家、运动员、钢琴家及军事指挥官，而不是外科医师[16]。然而，外科工艺及技术的进步显然已经把这些议题引到了一个新的方向。

关节镜手术的应用可以达到特殊的三维空间可视化并且可运用精神活动[17,18]，微创

性关节置换术却并不是这样。简单回答就是：微创手术中要求的执行要领来源于传统标准的外科手术，但高于传统手术。原因在于微创外科内在性的特殊情况[19]。

1. 在某些方面，传统手术中保护结构的功能可被独特的方式改变，这也可能导致各种术中误差比例的直接下降。

2. 手术过程中的小错误可能不易被辨认及调整，随着这种手术过程的进展，这些术中的小错误可能被放大。

3. 特殊解剖特征（强直、畸形、组织质量差）在开放手术中都是难题，在微创手术中这种难度会增大。

4. 最后，也是最重要的一点，微创技术的发展往往涉及取消或减少传统的反馈信号，而外科医师常常依赖这种反馈信号来调整他们的操作。另外，那些不需要的、不经常用的或者尚未被认可的技术却成为了更大的成果。标准暗示的减少需要通过特殊技术方式来弥补。令人哭笑不得的是，对于富有经验的外科医师而言，很多这样的反馈信号已经不再是有意识的，而已经渐渐成为自动反应了；这种情况增加了再学习过程的难度。

培训外科医师以一套不同的反馈信号在更少的犯错空间内操作这些更难的技术，这不仅要求提高传统外科技术，也要求更新部分手术方式，这些方式要满足比传统手术更苛刻的要求。

关于解决新培训方法这个问题，需要两个推动这个问题的独立因素。第一，目前的培训方法能否满足任务的手术期望？第二，培训方式由标准开放转向微创手术，这一转变会不会降低培训水平呢？通过评估微创手术过程，我们可以得到这些问题的答案：

1. 外科领域中的可视度下降，视觉反馈减少，这不仅影响做手术的外科医师，也影响那些正在学习的学员，这些学员依靠观察、解剖示范及外科病理来学习。

2. 低犯错空间限制了新学员的操作机会。

3. 指导教师监督学员操作的能力在降低，

这也减弱了学习环境。

4. 传统暗示的改变、更微妙的替代方式及不明确的反馈信号都是微创外科技术的特征。因此，微创外科替代标准开放手术，这一过程明显改变了培训环境。

传统的住院医师教育及外科继续教育方法能满足这个标准吗？该系统的构成起源于传统的学徒期制度，学徒期开始于黑暗时代与文艺复兴时期的城邦时代之间[20]（该系统没有改善，甚至还出现了新的缺陷）。这种教育方法早期被德国的 Kocher-Billroth 外科学校采用，后来由美国的 Halsted 改进，经历了漫长岁月，这种方法仍没有什么改变。用于外科技能的教育方法仍是相对原始的，在过去的几十年里，不管在理论上还是实践中，这一方法都没有改进。然而，手术的具体技术要求却在稳步提高。住院医师教育相关的要求，比如服务及教育，似乎没有提供最好的服务。更严重的是，目前基于特殊设置的培训方法被随意地用于住院医师学员中[21]。因循旧矩的模式是：看一个、做一个、教一个，这种模式似乎概括了这种程序教学法，但这种教学法却主导着外科教育。此外，一旦将真正的患者用于外科教学，极高的不完善率、延长的干预时间及不理想的疗效都会出现[22]。很显然，无论是传统外科手术还是程序化介入术，未来的技术都会要求更高的结构培训及评估方法。已经证明了的事实就是，腹腔镜技术不适用于普外科医师培训的学徒制模式。当然，标准化的技能获取和验证、绩效目标、监督执行以及技能为基础的课程，可以用来取代开放手术环境中的观察及递增的技能获取模式，这种课程需要指导教师及学员共同承担[23]。

假设我们经济的性质和对卫生保健的重点没有戏剧性的变化，微创技术的驱动力将不会减弱。随着技术的成熟，新技术及改良的技术都将接踵而来，这些新技术可以提供关键结构的保护、更好的元件布局与定位，以及良好的骨和软组织处理方案。以规范的程序，再加上新技术的谨慎使用，这些改进技术的发展是肯定的。对手术医师的伦理道德责任的理解必须与培训及手术表现联系起来[24]。带着挑剔眼光的开放心态将会是必需的。接下来，给那些已经习惯传统技术的外科医师提供一些建议。

怎么学习微创外科：实用的建议

已经证明的是，特定领域及具体任务的技能很难转移到外科系统的新领域或任务中[25-27]。外科医师就像其他成年人一样，通过实践及挑战自己做高难度的事，能学得更好。为了高效，实践练习要求把实际操作过程拆解成关键要素，然后反复做一个要素直到达到最佳状态，然后再进行下一个要素练习。正如生活中的其他追求一样，外科医师达到成功实践，乃至最后的自我提高，其关键要素就是自我激励及自我竞争，要带着强烈的欲望去提高实践程序。这让人想起来一个古老的笑话："怎么能进入卡耐基名人堂？"当然答案就是"实践"。

通过实践，逐渐改进

医学继续教育方面的文献没有相关的报道——这种教导式的医学继续教育能提高实践模式、技能水平或患者转归。据此可以推断，外科医师都是通过反复实践来学会复杂的术式[28]。反复实践以便提高实践质量，这种意愿是极其重要的。一个医师要清晰地知道需要反复实践的领域，然后按照渐进性反复实践的模式去实施，最后就能达到提高或者改变练习的习惯。对于目前尚不能胜任微创手术的医师来讲，一个渐进性实践计划是非常重要的。

实践

在操作过程的前后，正确的实践都是从程序的某些部分的失败中开始的，然后反复练习那些失败的部分，最后得到结果并验证反馈。举个例子，在早期的方法中，富有全膝关节置换术经验的外科医师常常分离绝大多数所需的软组织，以便于平衡及暴露膝关节。缺少经验的外科医师倾向于把软组织分离和手术隔离开，这常常和暴露无关。而富有经验的外科医师在术中会根据暴露的需要来决定分离的程度。为了掌握微创手术的技能，外科医生必须把自己放在初学者的位置上。基本的步骤必须独立分开，重新关注那些需要多留意的操作细节上，必须要注意每一步操作的特殊要求，尤其是当面对那些新的不同于以往的要求时。初学者要更加关注那些需要新技术或者改进技术的操作步骤。计算机的应用能明显加强外科技术的反馈回路，否则这种反馈回路形成需要多年的时间。这种技术（计算机应用）的准确性也可以提供客观而严肃的评价。

鉴定

另一个关键因素是自我分级的有效实践。随着时间进展，练习者逐渐增加操作的难度，并评估操作结果，然后寻求提高。自我分级要求应有分寸，练习者心里要有手术目标，诸如止血带的时间、完成操作的时间、操作过程中特定目标的特点、水泥环质量、元件的位置、下肢力线等。更多的细节请看接下的"任务报告"一节。

变化的压力

外科医师能弹性控制压力，因为绝大部分微创观点及操作本身都具有相对可伸展性。全膝关节置换术开始以微创手术进行时，并没有限制外科医师只能行微创操作。无论任何时候，只要外科医师认为病例太复杂或软组织条件太差时，都可以通过延长切口来扩大暴露范围，这么做并没有什么坏处。不管更大的切口，还是极小的切口，外科医师都

能熟练地工作。当需要时，更关键的是当要求达到最佳手术效果时，外科医师可以减少压力。

避免多条的学习曲线

当学习一台新的手术时，必须避免联合的多条学习曲线。任何手术干预的结果都是多因素性的。抛开外科医师自己的外科技能及直觉判断力，每台手术都包含着一系列复杂的影响因素，总有一些因素是最富有经验的外科医师也不能控制的。这些因素包括：助手的相应贡献，具体用手术室的特点及全部麻醉的方式，等等。对于如此复杂的系统而言，一次增加一点儿变化更容易吸纳，而一次增加多种变化就很难吸收。比如，同时使用一个新工具、新设计的植入物、新擦洗技师及新助手，尝试一个新技术或者新方法，这种情况是不可能达到最佳效果的。避免多条学习曲线，这样能确保自己能承担的压力有条不紊地增加，而不会负荷过重。随着自己做得越来越好，就可以循序渐进地增加复杂性及变化。

想象

另一种重要的技术就是想象技术的应用，这项技术在其他领域如心理运动技能的获得或表现方面广为人知，但是在手术领域尚没有很好宣传。伟大的运动员都承认将想象作为日常训练的一个重要部分。类似的是，高水平的外科医师也应于手术开始前反复演练这个手术，也可以说是运用"意念"。大部分外科医师都会在做复杂手术前反复回顾手术步骤及顺序，尤其是在学习完全新的手术时。

想象这种手段被运用于运动、音乐表演及其他类型的体力运动，包括跳舞、甚至特技飞行。特技飞行员不仅要想象着按照要求的飞行顺序操作，而且也要假想去

调整身体姿势，就像是特技飞行时受力所致一样。这种想象技术需要精神运动技能与认知能力的配合。如同人们看见速降滑雪选手，常伴随着手及身体摆动想象着他们在跑道上的比赛过程。同样，外科医师利用类似的想象手段，演练手术过程，想象着可能遇到的问题、危险结构，想象着手术的特殊目标，同时摆放着手的位置，就像术中用手拿了一把器械去做事情一样。

任务报告

另一个自我提升的方法就是任务报告，一种于活动后评价自己及导师的更正式的方法[29,30]。这种任务报告模式的典型应用是在军队中，被用来训练提高军人尤其是飞行员的能力。任务报告或行动后回顾涉及任何目标任意执行时的所有具体细节，通过严格的标准来检验任务执行中的表现是否真正符合标准。这一方法也用于住院医师及学员的教育中，用来提高其自身表现能力。这种方法能帮助你提高手术表现，使你能沿着手术复杂性的阶梯稳步上升[31]。

团队方式训练

微创外科通常要评估团队重要性及其对手术结果的影响。如果不理解、不关注围术期因素，诸如疼痛控制、康复等，即使完美的手术操作也得不到最佳的结果。要成功完成更高水准的手术，另一个必要条件就是助手和术者之间的密切配合。因此，从术前的注意事项至手术期，并持续到术后的环境，持续关注手术团队自始至终的需求是取得最佳结果的一个关键性决定因素。每个团队都需要一位教练，在大多数情况下，这种责任取决于术者。教练做什么呢？教练的最初作用就是创造出一个反馈回路。教练通过制定操作目标，并以批判的方式监督操作，提供反馈，以便改进操作及激励团队成员。

展望

组成外科表现的特征包括术前、术中及术后的因素。虽然外科培训的重点必须贯穿全部3个阶段，但重中之重还是术中阶段，这个阶段需要实际的操作技能，是大部分学员能看到的阶段，也是最缺少实践机会的阶段。在一个能即时反馈并能容忍错误的环境中，是能最大限度获得经验的理想状态。妨碍外科医师在学习中或术中获得更高水平技能的一个因素就是缺少这样的实践环境。

手术执行过程本身是由多个"子程序"组成的，大部分的子程序只能从正在手术的外科医师的表现中得到经验，因为目前的外科医师没有真正的实践机会去练习手术要求的技能。另外，手术进程中允许外科医师根据因果反馈回路进行调整，这一过程中缺少使外科医师即时获得信息的方式。如前所述，即使在身体技能表现方面，也有多个认知过程，这些过程必须正确高效地发挥作用，以最大限度地提高手术操作表现。

在现代技术中，很多有助于手术操作的因素都可以模拟，并通过有关决策和行为正确与否的即时反馈来反复练习。我们期望这项技术的开发和利用能促使外科医师更快地体验这一学习曲线，促使外科医师达到更高的实际手术操作水平。尽管目前的实际心理运动技能模拟利用存在障碍，但这些设备将最终会成为外科训练的一部分。在未来时代，虚拟手术环境和外科手术训练模拟器将成为现实，我们有充分的理由相信，这些技术将帮助外科医师把运动和认知能力连接起来，并将提高外科操作表现，提高患者疗效。

目前有一种潜力模式，这种模式可以提高手术反应性和判断力，这就是交互式视频游戏模式。现代的交互式视频游戏的几个特征决定了其必然流行性。一个主要特征就是要求参与者持续参与。注意力疏忽就会导致失败（或者输给对手）。这一游戏环境需要参与者有持续注意力。这种参与的强制功能提供了大量的经验，这是令人兴奋的、有参与性的、引人瞩目的。

在飞行模拟器中已经证明，相同的环境、适当的结构，可以提高认知判断以及反应时间。在这种环境下的结构化学习经历的应用可以提高信息传输，这正是教育的主要目标。

目前的计算机指导及计算机辅助的医疗设备是新进入医学领域的设备。随着这些技术的广泛应用，在术中的计算机指导界面的新环境中，外科医师需要机会练习。熟悉机构及内容的指导信息，整合手术要求的传统输入信息，这些都是必要的，有助于提高实时术中判断及操作。这种熟悉也伴随更高的整合模拟环境。

为了构造一个环境——提供认知能力获得的渐进式进步，必须满足以下几个要求：第一，知识库的创立，这是模拟技术的基础，这个所谓的"知识库"存在于给学员授课的外科医师的脑海里；第二，知识库必须被结构化，使用算法格式转换成支链通路环境，便于在计算机界面上访问及修改；第三，必须开放出补充元素，以便于提供更多挑战，来健全学习环境；第四，必须开发出评估模块，必须制定匹配不同学习教育需求及质量与强度的分级机制。认知技能的发展以及视觉技能的获得，可以通过适当的软件和计算机知识库完成。几个因素使之成为最初需要努力发展的重点。首先，这项技术的认知能力应用的发展不需要庞大的投资。目前存在很多相关软件，这些软件被用于视频游戏工业来架构、创造复杂的交互式环境。在这种交互式环境中，很多元素联合提供一个不断变化的、刺激的参与环境。接下来讲专业技能。

提高进一步手术操作的要求也被引入这一环境中，并设置了适合外科医师要求的实时决策及判断能力，以及创新元素，诸如并发症、灾难处理、人人或人机竞赛，连续地探索知识的不足，通过传递重要元素及支持内容加强功能，提供一个健全的学习环境，这样使教育经历变成吸引人的、有刺激性的、有挑战性的和充满乐趣的。

虽然在 20 世纪里，外科工艺及技术不断进步，现在有充分的证据表明，以指数级增长的技术提供了更快更多的手术操作方法。尽管技能手册还是外科医师积累经验的支柱，但是似乎出现了日益增加的机器依赖甚至智力依赖性。当前，外科医师训练不可能使用类似于 2016 年实践环境中使用的技术。外科医师必须保持适应新技术的姿态，而且要不停锤炼目前的技术，以便于为该领域将来的发展做准备。

（曹树明 译　李世民 校）

参考文献

1. Peltier LF. The history of hip surgery. In: Callaghan JJ, Rosenberg AG, Rubash HE (Eds.). *The Adult Hip*. Lippincott, Philadelphia, 1998, pp. 4–19
2. Dixon MC, Scott RD, Schai PA, Stamos V. A simple capsulorrhaphy in a posterior approach for total hip arthroplasty. J Arthroplasty 2004 19(3):373–6
3. Rogers EM. *The Diffusion of Innovation*. Free Press, New York, 5 edition, 2002
4. Fenton DS, Czervionke LF (Eds.). *Image-Guided Spine Intervention*. W B Saunders, New York, 2002
5. Castaneda-Zuniga WR, Tadavarthy SM, Qia Z. *Interventional Radiology*. Lippincott, Williams & Wilkins, Philadelphia, 3 edition, 1997
6. Tuffs A. Kurt Semm Obituary. Br Med J 2003 (327);397
7. Dincler S, Koller MT, Steurer J, Bachmann LM, Christen D, Buchmann P. Multidimensional analysis of learning curves in laparoscopic sigmoid resection: eight-year results. Dis Colon Rectum 2003 46(10):1371–8
8. Gallagher AG, Smith CD, Bowers SP, Seymour NE, Pearson A, McNatt S, Hananel D, Satava RM. Psychomotor skills assessment in practicing surgeons experienced in performing advanced laparoscopic procedures. J Am Coll Surg 2003 197(3):479–88
9. McCormick PH, Tanner WA, Keane FB, Tierney S. Minimally invasive techniques in common surgical

procedures: implications for training. Ir J Med Sci 2003 172(1):27–9

10. Berger RA, Duwelius PJ. The two-incision minimally invasive total hip arthroplasty: technique and results. Orthop Clin North Am 2004 35(2):163–72

11. Hartzband, MA. Posterolateral minimal incision for total hip replacement: technique and early results. Orthop Clin North Am 2004 35(2):119–29

12. Howell, JR, Masri, BA, Duncan, CP. Minimally invasive versus standard incision anterolateral hip replacement: a comparative study. Orthop Clin North Am 2004 35(2):153–62

13. Wright JM, Crockett HC, Delgado S, Lyman S, Madsen M, Sculco TP Mini-incision for total hip arthroplasty: a prospective, controlled investigation with 5-year follow-up evaluation. J Arthroplasty 2004 19(5):538–45

14. Woolson ST, Mow CS, Syquia JF, Lannin JV, Schurman DJ. Comparison of primary total hip replacements performed with a standard incision or a mini-incision. J Bone Joint Surg Am 2004 86A(7): 1353–8

15. Callaghan JJ, Crowninshield RD, Greenwald AS, Lieberman JR, Rosenberg AG, Lewallen DG. Symposium: introducing technology into orthopaedic practice. How should it be done? J Bone Joint Surg Am 2005 87(5):1146–58

16. Ericsson KA, Charness N, Feltovich PJ, Hoffman RR. *The Cambridge Handbook of Expertise and Expert Performance.* Cambridge University Press, Cambridge, 2006

17. Wilhelm DM, Ogan K, Roehrborn CG, Cadeddu JA, Pearle MS. Assessment of basic endoscopic performance using a virtual reality simulator. J Urol 2003 170(2 Pt 1):692

18. Gallagher AG, Smith CD, Bowers SP, Seymour NE, Pearson A, McNatt S, Hananel D, Satava RM. Psychomotor skills assessment in practicing surgeons experienced in performing advanced laparoscopic procedures. J Am Coll Surg 2003 197(3):479–88

19. McCormick PH, Tanner WA, Keane FB, Tierney S. Minimally invasive techniques in common surgical procedures: implications for training. Ir J Med Sci 2003 172(1):27–9

20. Amirault RJ, Branson R. Educators and expertise: a brief history of theories and models. In: Ericsson KA, Charness N, Feltovich PJ, Hoffman RR (Eds.). *The Cambridge Handbook of Expertise and Expert Performance.* Cambridge University Press, Cambridge, 2006, pp. 72–4

21. Zhou W, Lin PH, Bush RL, Lumsden AB. Endovascular training of vascular surgeons: have we made progress? Semin Vasc Surg 2006 19(2):122–6

22. Colt HG, Crawford SW, Galbraith O. Virtual reality bronchoscopy simulation. Chest 2001 120:1333–39

23. Rosser JC, Jr, Rosser LE, Savalgi RS. Skill acquisition and assessment for laparoscopic surgery. Arch Surg 1998 133(6):657–61

24. Rogers DA. Ethical and educational considerations in minimally invasive surgery training for practicing surgeons. Semin Laparosc Surg 2002 9(4):206–11

25. Wanzel KR, Hmastra SJ, Anastakis DJ, Matsumoto ED, Cusimano MD. Effect of visuospatial ability on learning of spatially-complex surgical skills. Lancet 2002 38:617–27

26. Naik VN, Matsumoto ED, Houston PL, Hamstra SJ, Yeung RY-M, Mallon JS, Martire TM. Fibreoptic oral tracheal intubation skills: do manipulation skills learned on a simple model transfer into the operating room Anesthesiology 2001 95:343–48

27. Figert PL, Park AE, Witzke DB, Schwartz RW. Transfer of training in acquiring laparoscopic skills. J Am Coll Surg 2001 193(5):533–7

28. Norman G, Eva K, Brooks L, Hamstra S. Expertise in medicine and surgery. In: Ericsson KA, Charness N, Feltovich PJ, Hoffman RR (Eds.). *The Cambridge Handbook of Expertise and Expert Performance.* Cambridge University Press, Cambridge, 2006

29. Bond WF, Deitrick LM, Eberhardt M, Barr GC, Kane BG, Worrilow CC, Arnold DC, Croskerry P. Cognitive versus technical debriefing after simulation training. Acad Emerg Med 2006 13(3):276–83

30. Moorthy K, Munz Y, Adams S, Pandey V, Darzi A. A human factors analysis of technical and team skills among surgical trainees during procedural simulations in a simulated operating theatre. Ann Surg 2005 242(5):631–9

31. http://www.msr.org.il/R_D/Debriefing_Techniques/

第 2 章

肩关节手术方法概述：选择小切口还是关节镜技术

Raymond A. Klug, Bradford O. Parsons, and Even L. Flatow

近年来，微创骨科手术引起了极大的瞩目。骨科的分支如创伤学[1-3]、脊柱外科[4]以及成人重建外科[5-7]，已经包含了微创外科的基本原则。令人感觉影响最大的就是运动医学领域，从最初关节镜的引入、成为常规到后来的强制性使用。的确，开放性半月板切除术或关节外的前交叉韧带重建术的时代早已过去了，而关节镜或关节镜辅助技术已经成为这些病例及更多其他病例的治疗标准方法。最近，肩肘关节外科领域已经开始了相同的变革，然而却存在一个明显的差异。在运动医学领域，关节镜在以前是一种新的工具，后来标准开放手术才趋向于关节镜技术。然而，我们目睹着对微创手术观点的关注的增长，诸如关节置换[5-7]或骨折接骨板内固定[1-3]。这就造成了一个有趣的困境：什么时机选择关节镜或者微创性开放手术又或是传统开放手术。

什么时候选择关节镜而不是其他方法？

为了回答上述问题，必须要答 3 个关键问题。第一，手术过程中的哪个部分需要开放的切口？最明显的例子就是关节置换。因为植入物的放置需要一个至少与其等大的切口，所以一个开放的切口是不可避免的[8]。正如下文所述，在很多病例中，这个切口可以尽可能的小，满足植入物的放置即可，无论怎样，开放的方式仍然是所需的。

第二，通过关节镜或关节镜辅助，经皮甚或最小的开放切口，能否达到必要的手术暴露呢？如果不能满足足够的手术暴露，这时就要求转换为开放手术方式。在很多案例中，微创性手术可以做到，即使不能完全避免，但是也必须强调，手术结果不必妥协于尝试微创手术。一个很好的例子就是，小切口经皮固定术用于肱骨近端外翻"四部分骨折"[9]。对于一个熟练的外科医师来说，这样一个附加切口的采用能避免开放手术。

第三，相对更传统的开放手术方法来讲，通过微创的方式能否达到相等或适当的效果呢？尽管仍有争议，但是这方面很明显的例子就是接触性运动员反复出现的不稳定[10]。虽然开放性手术的稳定性已经是金标准，但是该领域的很多学者并不认同此观点。在美国骨科医师学会（AAOS）2006 年年会上，一个专家小组被组织起来讨论接触性运动员的肩关节疾病。在接触性运动员反复出现的不稳定治疗中，是运用开放手术还是关节镜，所有专家组成员均认为他们更倾向于关节镜[11]。

关节镜的趋势

很显然，关节镜技术的趋势正涵盖于骨科领域内，不仅仅是一部分关节镜技术专业医师的炒作，这些医师正将关节镜技术推广至骨科的其他公共领域。在 2003 年的一项对于来自北美关节镜学会（AANA）及美国运动医学骨科协会（AOSSM）的 908 名会员的调查中的 700 名回访者中，24% 的人会常规通过关节镜技术修复肩袖损伤，而 5 年前这一比例仅为 5%。

在美国骨科运动医学学会 2005 年年会上，167 名参与肩袖损伤座谈会的代表被询问将怎么去修复一个活动性 3cm 肩袖损伤时，62% 的代表回答将使用关节镜技术进行修复[12]。微创外科技术这一趋向不仅用于关节镜，而且也用于微创性开放手术中。

单纯的"开放"或"微开放"及其"关节镜"手术的概念难以确定。关节镜下使用髌腱移植重建前交叉韧带时，是否需要一个切口来获取移植用肌腱？要是使用腘绳肌腱移植，是否需要另一个单独的切口呢？这不就是说通过关节镜修复前交叉韧带，但是移植物的获取需要通过开放或微开放手术吗？关节镜下使用挤压螺钉不能通过导管固定肱二头肌肌腱吧？在这些及很多其他的病例中，"开放"、"微开放"甚至"关节镜"这些技术的界限都不再那么清晰了；从大量操作过程上讲，常说的"关节镜"实际上是"关节镜辅助"。微开放与开放手术的大量争议在于两者之间的区别。正如下文将要讨论的，开放手术与关节镜技术存在着很大的不同；二者间有很多灰色领域，而且一些学者已经出版了关于这方面转变的教学专著，通常都是倾向于更加微创的技术[13,14]。

肩关节外科中的关节镜

在肩关节外科，相对统一的观点是：开放手术是金标准，关节镜技术或微创激素都希望达到这些结果[15-20]。具有极大讽刺意味的是，在很多病例中，微创技术实际上可以达到比开放手术更好的结果。这可能是由于关节镜内在的优势，或者避开了传统开放手术的内在弊端。可见肩袖的修复就是一个例子。尽管早前的报道暴露了很多关节镜技术相对于开放手术的劣势，但是近期的报道显示出了关节镜技术的优势[15-20]。对于熟练的外科医师而言，使用关节镜可以得到更多相对于开放手术的优势，诸如关节内或肩峰内的病理检查，更好的直视效果，更便于肌腱、

转子或后间隔的两侧分离[13,14,21,22]。

所有关于肩关节的观点中，关注的焦点均是三角肌的破坏或分离。传统的开放手术中，三角肌被从肩峰上抬起，肩峰成形术后重新固定。尽管不常见，但是三角肌的裂开会导致严重的结果，故在任何开放手术中，三角肌止点都应该被细致修复。微创或关节镜手术中均可避免该并发症。因此，诸如前路肩峰成形术之类的技术已经被淘汰了，取而代之的是微开放肩袖修复的关节镜下肩峰减压术，甚至完全的关节镜手术[17,22]。

在其他案例中，伴随的病理现象可能主导着手术方式，诸如不稳定的修复。关节镜修复的优点包括：对肩胛下肌的保护（尽管顺肩胛下肌肌纤维分离也可以做到这点），彻底的评估及处理整个肱骨关节与肱二头肌/上盂唇的能力，降低术后即时疼痛，费用低且更加美观[23,24]。缺点包括：难以移动大的、关节盂的骨折块，以及修复关节囊撕裂的难度较大，尤其是针对肱骨髁撕脱[24,25]。此外，在很多薄组织拉伸影响更大的病例中，运用微创手术的方式是没有用的。骨科手术过程中需要开放性修复，关节盂下部骨缺损的患者被推荐施行开放性修复，因为需要骨移植或喙突移植。而且，伴有大面积 Hill-Sachs 缺损的患者也需要开放性修复，因为需要移植或者施行微表面置换[24,26-28]。其他推荐施行开放性修复的病例有碰撞运动员及复发的患者，但是这一观点仍有争议。

对于不稳定且经常复发的病例需要施行关节镜，尤其是当失败是由于不明确或不适当的修复 Bankart 病变而致时（例如：中间的而不是在关节盂边缘的）。而当需要骨移植时，或者肩胛下肌缺损需要广泛游离修复又或需要胸大肌移植时则施行开放性手术[24,26-28]。通常在上述这些病例中，手术可以通过隐蔽的腋下小切口进行，下面的章节将进一步描述。

正因为开放手术与微创手术的界限模糊，所以"开放手术是肩关节的金标准"这个观点也不再是那么确凿无疑了。另外，由于微

创手术和关节镜技术的良好疗效，或许，这个金标准也正改变着[12,18,29]。不管手术切口的大小或多少，无论选择哪种手术方式，手术医师必须是游刃有余的，而且这个手术方式必须满足处理所有必要病变的需要。正如下面的章节讲述的，很多不同技术都能得到优异的疗效，而且每个手术过程都有多个可行的选择。最后，每个外科医师必须基于个体化原则决定手术方式，并能使患者以最高概率获得最优异的疗效，而产生最低的并发症发生率。针对很多病例，采取关节镜手术是共识的方案。对于一些病例，传统的开放性手术仍能得到最好的疗效。然而，对于部分病例，最好的折中方案来自于微创的开放观点，永远都要注意：关节镜的运用并不展示开放手术是过时的。而且，关节镜仍然是外科医疗设备中的一件工具，像其他工具一样，必须被适当地使用，以便使患者得到最好、最突出的治疗效果及最低的并发症发生率。

（曹树明 译　李世民 校）

参考文献

1. Janzing, H. M., Houben, B. J., Brandt, S. E., Chhoeurn, V., Lefever, S., Broos, P., Reynders, P., and Vanderschot, P. The Gotfried Percutaneous Compression Plate versus the Dynamic Hip Screw in the treatment of pertrochanteric hip fractures: minimal invasive treatment reduces operative time and postoperative pain. *J Trauma*, 2002 52(2):293–8

2. Perren, S. M. Evolution of the internal fixation of long bone fractures. The scientific basis of biological internal fixation: choosing a new balance between stability and biology. *J Bone Joint Surg Br*, 2002 84(8):1093–110

3. Schutz, M., Muller, M., Krettek, C., Hontzsch, D., Regazzoni, P., Ganz, R., and Haas, N. Minimally invasive fracture stabilization of distal femoral fractures with the LISS: a prospective multicenter study. Results of a clinical study with special emphasis on difficult cases. *Injury*, 2001 32(Suppl 3): SC48–54

4. Olinger, A., Hildebrandt, U., Mutschler, W., and Menger, M. D. First clinical experience with an endoscopic retroperitoneal approach for anterior fusion of lumbar spine fractures from levels T12 to L5. *Surg Endosc*, 1999 13(12):1215–9

5. Berger, R. A., Deirmengian, C. A., Della Valle, C. J.,

Paprosky, W. G., Jacobs, J. J., and Rosenberg, A. G. A technique for minimally invasive, quadriceps-sparing total knee arthroplasty. *J Knee Surg*, 2006 19(1):63–70

6. Berger, R. A., Jacobs, J. J., Meneghini, R. M., Della Valle, C., Paprosky, W., and Rosenberg, A. G. Rapid rehabilitation and recovery with minimally invasive total hip arthroplasty. *Clin Orthop Relat Res*, 2004 (429):239–47

7. Goldstein, W. M., Branson, J. J., Berland, K. A., and Gordon, A. C. Minimal-incision total hip arthroplasty. *J Bone Joint Surg Am*, 2003 85-A(Suppl 4):33–8

8. Blaine, T., Voloshin, I., Setter, K., and Bigliani, L. U. Minimally invasive approach to shoulder arthroplasty. In: Scuderi, G. R., Tria, A. J. Jr., and Berger, R. A., (Eds.) *MIS Techniques in Orthopaedics*. New York, NY, Springer, 2006, pp. 45–70

9. Hsu, J., and Galatz, L. M. Mini-incision fixation of proximal humeral four-part fractures. In: Scuderi, G. R., Tria, A. J. Jr., and Berger, R. A., (Eds.) *MIS Techniques in Orthopaedics*. New York, NY, Springer, 2006, pp. 32–44

10. Rhee, Y. G., Ha, J. H., and Cho, N. S. Anterior shoulder stabilization in collision athletes: arthroscopic versus open Bankart repair. *Am J Sports Med*, 2006 34(6):979–85

11. Romeo, A. A., Arciero, R. A., and Conner, P. M. Management of the in-season collision athlete with shoulder instability. In: Burks, R. T. (Ed.) *American Shoulder and Elbow Surgeons/American Orthopaedic Society for Sports Medicine Specialty Day Joint Session*. Proceedings of the 72nd Annual Meeting of the American Academy of Orthopaedic Surgeons, Chicago, IL, 2006

12. Abrams, J. S., and Savoie, F. H. III. Arthroscopic rotator cuff repair: is it the new gold standard? In: *72nd Annual Meeting of the American Academy of Orthopaedic Surgeons*. Washington, DC, 2005, pp. 71

13. Yamaguchi, K., Ball, C. M., and Galatz, L. M. Arthroscopic rotator cuff repair: transition from mini-open to all-arthroscopic. *Clin Orthop Relat Res*, 2001 (390):83–94

14. Yamaguchi, K., Levine, W. N., Marra, G., Galatz, L. M., Klepps, S., and Flatow, E. L. Transitioning to arthroscopic rotator cuff repair: the pros and cons. *Instr Course Lect*, 2003 52:81–92

15. Buess, E., Steuber, K. U., and Waibl, B. Open versus arthroscopic rotator cuff repair: a comparative view of 96 cases. *Arthroscopy*, 2005 21(5):597–604

16. Sauerbrey, A. M., Getz, C. L., Piancastelli, M., Iannotti, J. P., Ramsey, M. L., and Williams, G. R., Jr. Arthroscopic versus mini-open rotator cuff repair: a comparison of clinical outcome. *Arthroscopy*, 2005 21(12):1415–20

17. Severud, E. L., Ruotolo, C., Abbott, D. D., and Nottage, W. M. All-arthroscopic versus mini-open rotator cuff repair: a long-term retrospective outcome comparison. *Arthroscopy*, 2003 19(3):234–8

18. Verma, N. N., Dunn, W., Adler, R. S., Cordasco, F. A., Allen, A., MacGillivray, J., Craig, E., Warren, R. F., and Altchek, D. W. All-arthroscopic versus mini-open rotator cuff repair: a retrospective review with minimum 2-year follow-up. *Arthroscopy*, 2006

22(6):587–94

19. Warner, J. J., Tetreault, P., Lehtinen, J., and Zurakowski, D. Arthroscopic versus mini-open rotator cuff repair: a cohort comparison study. *Arthroscopy*, 2005 21(3):328–32

20. Youm, T., Murray, D. H., Kubiak, E. N., Rokito, A. S., and Zuckerman, J. D. Arthroscopic versus mini-open rotator cuff repair: a comparison of clinical outcomes and patient satisfaction. *J Shoulder Elbow Surg*, 2005 14(5):455–9

21. Baker, C. L., Whaley, A. L., and Baker, M. Arthroscopic rotator cuff tear repair. *J Surg Orthop Adv*, 2003 12(4):175–90

22. Norberg, F. B., Field, L. D., and Savoie, F. H., III. Repair of the rotator cuff. Mini-open and arthroscopic repairs. *Clin Sports Med*, 2000 19(1):77–99

23. Caprise, P. A., Jr. and Sekiya, J. K. Open and arthroscopic treatment of multidirectional instability of the shoulder. *Arthroscopy*, 2006 22(10):1126–31

24. Levine, W. N., Rieger, K., and McCluskey, G. M., III. Arthroscopic treatment of anterior shoulder instability. *Instr Course Lect*, 2005 54:87–96

25. Mohtadi, N. G., Bitar, I. J., Sasyniuk, T. M., Hollinshead, R. M., and Harper, W. P. Arthroscopic versus open repair for traumatic anterior shoulder instability: a meta-analysis. *Arthroscopy*, 2005 21(6):652–8

26. Cole, B. J., Millett, P. J., Romeo, A. A., Burkhart, S. S., Andrews, J. R., Dugas, J. R., and Warner, J. J. Arthroscopic treatment of anterior glenohumeral instability: indications and techniques. *Instr Course Lect*, 2004 53:545–58

27. Millett, P. J., Clavert, P., and Warner, J. J. Open operative treatment for anterior shoulder instability: when and why? *J Bone Joint Surg Am*, 2005 87(2):419–32

28. Salvi, A. E., Paladini, P., Campi, F., and Porcellini, G. The Bristow-Latarjet method in the treatment of shoulder instability that cannot be resolved by arthroscopy. A review of the literature and technical-surgical aspects. *Chir Organi Mov*, 2005 90(4):353–64

29. Bottoni, P. C., Smith, E. L., Berkowitz, M. J., Towle, R. B., and Moore, J. H. Arthroscopic versus open shoulder stabilization for recurrent anterior instability: a prospective randomized clinical trial. *Am J Sports Med*, 2006 34(11):1730–7

第 3 章

小切口前盂唇损伤修复术

Edward W. Lee, Kenneth Accousti, and Evan L. Flatow

从古至今，反复发生的肩关节不稳一直困扰着医生，它易引起严重的功能障碍，而肩关节稳定性与运动性的平衡使治疗非常困难。过去大部分反复发生的肩关节前脱位都需要手术治疗，包括关节囊缝合术[1]、肩胛下肌转位术[2]、肩胛下肌及前方关节囊短缩术[3]、喙突转移术[4]、肱骨近端[5]或关节盂[6]截骨术。虽然这些术式多数能够消除反复发生的肩关节脱位，但也限制了肩关节的旋转，同时增加了晚期骨关节病的风险[7-11]。另外，传统手术指征有限，未能考虑到日益加深的对关节半脱位引起关节不稳症状的认识[12-15]。对肩关节生物力学、关节韧带功能和失败病例的更深层次认识，需要强调恢复肩关节正常的解剖关系。

最近使用微创手术通过小切口治疗包括肩关节在内的很多骨科疾病，微创手术比标准切口手术更能够减轻术后疼痛和改善术后外观。

解剖和生物力学

肩关节是人体活动度最大的关节。肩关节骨组织限制少，可进行各方向运动以使手到达需要的位置，但这一特点也决定了一旦关节囊韧带软组织结构或骨性结构被破坏，肩关节将不稳定[16,17]。在正常肩关节生物力学中，肩袖和肩胛骨起到动态限制的作用。肩袖主要的作用是在肱骨头挤压关节盂时抵消关节水平方向的应力。

肩关节关节窝小，稳定性差。盂唇加深了关节窝，且增加了关节的稳定性。当肩关节极度运动时，三条主要的肩关节韧带在中间位置保持相对松弛起到矫正作用，以使肩关节运动正常。Turkel 等[18]发现，这些韧带结构的作用主要取决于其所在的位置。当肩关节外展、外旋0°时，上方的喙肱韧带和肩袖间隙（冈上肌前缘和肩胛下肌的上缘）约束肱骨头前方的移动；当肩关节外展45°时，中间的盂肱韧带起主要的前方约束作用；当肩关节外展、外旋90°时，盂肱下韧带紧张，并变为最主要的前方稳定结构。对盂肱下韧带的生物力学研究表明，该韧带在关节盂止点处或韧带中部易拉断，然而，即使断裂发生在止点时，韧带中部也会有明显畸形[19]。

盂唇前下方为盂肱下韧带前半部分的附着点，当肩关节外展90°及极度环转时，它们是约束肱骨前方移动的主要结构。前盂唇损伤就是盂唇前下方和盂肱下韧带的损伤。在一些病例中，肩关节创伤性前脱位会导致盂唇前下方的骨折并伴有盂唇和盂肱下韧带的损伤，像橄榄球运动员肩关节伸直时发生的脱位，称为前盂唇骨性损伤，X线检查在关节盂下方有小骨折块，这种骨折可能是盂肱下韧带牵引关节盂下方引起的撕脱骨折，也可能是肱骨头撞击关节盂缘（前方引起的嵌插骨折）。这种边缘的嵌插骨折像骨头丢失一样，没有关节盂前缘中前方的游离骨折块。

肩关节囊肱骨止点撕脱是肩关节韧带从肱骨颈部位的撕脱，而不是更为常见的关节盂下方的撕脱。伴随着肩关节前脱位，关节囊（连同肩关节韧带）也被拉伸，加剧了关节的松弛性。通常来讲，肩关节不稳定患者的肩部 MRI 检查会发现松弛的袋状肩关节囊内有大量的滑液。

肩关节前脱位后会发生 Hill-Sachs 损伤。肱骨头的后上方挤压关节盂前缘造成嵌插骨折，类似于一个乒乓球（肱骨头）的凹陷（Hill-Sachs）。如果损伤足够大，肱骨头占据关节盂缘的前方，会导致关节结构破坏，引起关节不稳。实际上，需要让肱骨头滑落至关节盂内以防止其占据关节盂缘（接合 Hill-Sachs）前方。

临床表现

病史

评估肩关节不稳的关键是详细的病史和体格检查，明确受伤的性质及开始出现的症状，这对鉴别肩关节不稳的类型特别有帮助。受伤时手臂的位置或症状激发的情况可提示肩关节不稳的方向。当肩关节外展、外旋、伸展时症状出现，提示为前方不稳定、相反，当肩关节屈曲、内旋、内收时症状出现，提示为后方不稳定。

确定肩关节不稳的程度和病因，首先要明确病史，原发或继发性的不稳是由高能量创伤（例如暴力扭转或跌倒）还是低能量重复创伤（例如投掷球类运动）所导致，或者没有创伤性因素（例如伸手拿高架上的东西）。单纯创伤引起的原发性前脱位经常会引起前盂唇损伤；相反，关节囊松弛无前盂唇损伤经常见于非创伤性脱位、多关节松弛、完全脱位之前的严重半脱位患者。另外复位的方式（肩关节可以自己复位还是需要别人进行复位）也可评估关节囊松弛程度。

Neer[20] 描述了反复应力累积使关节囊增大引起的继发性肩关节不稳。投掷运动员过度使用肩关节而使肩关节松弛，而在其他关节并未发生。这些患者在数年的微型创伤或完全脱位后出现症状，该类患者证实多种病因可引起肩关节不稳，需要准确诊断，并针对共存的病因治疗。

必须仔细找出能随意控制的不稳定，这种不稳定会改变治疗方案。精神异常的患者会因精神错乱伴随发生的力使肩关节再次脱位，在这种情况下进行手术干预很可能会失败。其他形式的随意半脱位，在治疗上有选择。当手臂放在激发位置时引起肩关节半脱位的患者，通过手术治疗将会获益，而对选择性肌肉激活引起半脱位的患者可以应用生物反馈技术[21]。

取得既往治疗方案的详细记录，包括类型、持续固定方式、康复锻炼和既往手术史。对反复发生的脱位，既往失败的治疗措施也可指导下一步治疗。

单纯疼痛并不是典型症状，肩关节前方疼痛可提示前方不稳，也可能是类似肩峰下撞击综合征的普通功能紊乱。同样地，肩关节后方的疼痛也无特异性，从肩关节不稳到颈椎病等一系列病理改变都会引起疼痛。但是疼痛的部位和激发疼痛时手臂的部位及运动方式对诊断肩关节不稳可能有帮助。例如，投掷者的肩关节运动学的改变，在进行投掷动作时会导致肩关节后方的疼痛（内在撞击综合征）[22]。

患者还可能有其他症状。Rowe 和 Zarins[15] 描述了"僵臂综合征"现象，表现为麻痹性疼痛和肩关节外展、外旋时肢体远端失控。肩关节下方半脱位患者搬重物时也有类似现象。

最后，患者对功能的要求和损伤的程度对治疗方案的制订也很重要。久坐患者的预期功能损失最小，与有疼痛的高效能运动员预期不同，这也会影响到治疗方案。

体格检查

全面的体格检查同正确的诊断及合适的治疗方案一样重要。充分暴露双肩，检查有无畸形、活动范围、力量和松弛度。肩胛翼损伤，尤其是后侧损伤，可能会伴随肩关节不稳，是引起症状的潜在因素。广泛关节囊松弛也会引起关节不稳，这种患者的拇指可触及前臂，示指掌指关节可过伸 90°（图3.1），手术记录和前后方的术后瘢痕提示之前的治疗方案，也能解释患者目前症状。

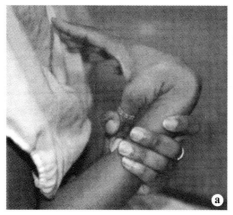
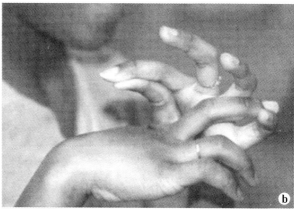

图 3.1　广泛关节囊松弛检查。（a）拇指可触及前臂。（b）食指掌指关节过伸。〔From Lee EW, Flatow EL, Mini-incision Bankart Repair for Shoulder Instability. In: Scuderi G, Tria A, Berger R （eds.）, *MIS Techniques in Orthopedics*, New York, Springer, 2006, with kind permission of Springer Science and Business Media, Inc.〕

对无症状肩关节松弛的患者需要柔和触诊肩锁关节，可能出现症状。沿肩关节的疼痛与肩关节不稳有关，但并不是特异性的表现。

通常，除非在极限位出现肌卫（如肩关节达到不稳定位），肩关节可以有全幅度活动。然而，超过 40 岁的患者在肩关节前脱位后不能主动外展肩关节，临床上应提高怀疑。这种患者在修复后可获得稳定，但引发肩袖损伤并发症的概率较大[23]。

有几个基本的激发试验可以再度让患者症状发生，也可确诊。为了最大化减少肌卫的影响，这些检查动作首先要在未损伤的一侧进行，然后使不适感连续增加。Sulcus 检查评估手臂在侧方和外展位时肱骨头向下方的移位[24]（图 3.2）。阳性发现包括肩峰和肱骨头之间的间隙较对侧明显增大及关节盂缘下方的移动。因为肩袖间隙的功能不全，在肩关节外旋时进行这项检查并不能使间隙变小。

前后方抽屉试验和应力位移试验可以进一步评估关节松弛性[25]（图 3.3）。拇指和食指抓住肱骨近端，使肱骨近端向各个方向移

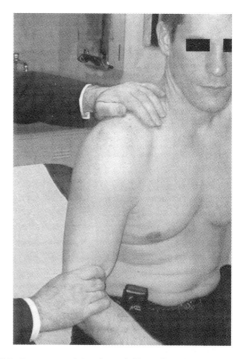

图 3.2　Sulcus 征。向下牵拉上肢，肩峰和肱骨头间出现间隙。〔From Lee EW, Flatow EL, Mini-incision Bankart Repair for Shoulder Instability. In: Scuderi G, Tria A, Berger R （eds.）, *MIS Techniques in Orthopedics*, New York, Springer, 2006, with kind permission of Springer Science and Business Media, Inc.〕

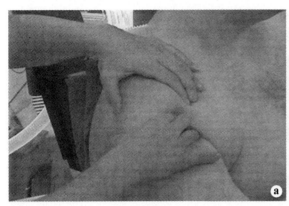
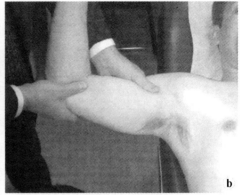

图3.3 （a）前后方抽屉试验：一手固定肩胛骨，另一手拇指、食指检查肱骨头的移位。（b）应力位移试验：进行轴向应力同时检查肱骨头移位。[From Lee EW, Flatow EL, Mini-incision Bankart Repair for Shoulder Instability. In: Scuderi G, Tria A, Berger R（eds.）, *MIS Techniques in Orthopedics*, New York, Springer, 2006, with kind permission of Springer Science and Business Media, Inc.]

动；或者患者仰卧，固定肩胛骨，对肱骨头施加轴向应力，并进行前后方移动，移动范围较对侧大或移动超过关节盂边缘则表明有明显的松弛。上述检查若使患者症状重新出现，则存在肩关节不稳。

前方恐惧试验是指固定肩胛骨，外旋、外展和伸直患侧肩关节，或者用另一只手在肱骨头前方直接施加力量。阳性发现有即将发生半脱位或脱位的感觉，还有因疼痛而产生的保护动作和拒绝进一步的旋转[26]（图3.4）。疼痛不是一个特异性的发现，其他病因也可能会出现，例如肩袖疾病。Jobe通常将回移试验和前方恐惧试验一起进行，患者仰卧时连续增加外旋以激发症状，然后检查者在肱骨头上直接施加力量，症状减轻则表明检查为阳性[27]（图3.4）。

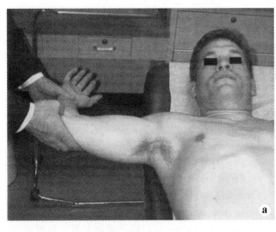
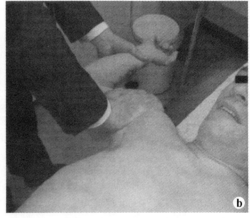

图3.4 （a）恐惧试验：外展、外旋肩关节有即将发生半脱位或脱位的感觉。（b）回移试验：在肱骨头上直接施加力量使症状减轻。[From Lee EW, Flatow EL, Mini-incision Bankart Repair for Shoulder Instability. In: Scuderi G, Tria A, Berger R（eds.）, *MIS Techniques in Orthopedics*, New York, Springer, 2006, with kind permission of Springer Science and Business Media, Inc.]

后方压力试验可以引出后方不稳。一手固定肩胛骨，当肩关节屈曲 90°、内收和内旋时，施加直接的轴向应力。与前方恐惧试验不同的是，后方压力试验通常会引起疼痛而不是恐惧[28]。

影像学特点

病史和体格检查是评估患者病情的基础，影像学检查有助于确诊和明确病因。应首先得到内旋和外旋位后前位影像（AP）、肩胛骨侧位像（肩胛骨视图）和肩关节侧位像（例如一个标准腋窝位和 Velpeau 腋窝位）。肱骨头 Hill-Sach 损伤（后外侧嵌插骨折）在内旋前后位像上（图 3.5）或 Stryker-Notch 位[29]的特殊位影像最清楚。关节盂缘的骨折或磨损在腋位或顶斜位[30]像上可以观察到。

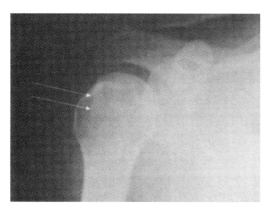

图 3.5　Hill-Sach 损伤。内旋前后位像上白色箭头指示为与肱骨头前脱位有关的肱骨头后外侧嵌插骨折。[From Lee EW, Flatow EL, Mini-incision Bankart Repair for Shoulder Instability. In：Scuderi G, Tria A, Berger R（eds.），*MIS Techniques in Orthopedics*，New York，Springer，2006，with kind permission of Springer Science and Business Media, Inc.]

初步评估肩关节不稳时并不常规进行特殊影像学检查，但对于行术前准备的患者，一些特殊检查会有帮助。CT 可进一步评估骨折和关节盂损伤，同时对关节盂侧弯的改变

和肱骨头的微小半脱位也有帮助[31,32]。MRI 和磁共振关节造影可以对盂唇、肩关节韧带和肩袖损伤进行鉴别[33-35]。外展和外旋位磁共振关节造影可以提高上盂唇前方结构显影的敏感性[36,37]。动态磁共振等更多新兴影像学检查并没有明确的适应证，但是它们将来或许会成为评估肩关节不稳的有效方法[38]。

保守治疗

虽然疗效随年龄和相关骨与软组织损伤程度而异，但对于大多数肩关节不稳患者而言，保守治疗通常能取得成功，包括制动，然后进行康复锻炼。然而，早期的研究表明，年轻患者（年龄小于 20 岁）和运动员患者在脱位保守治疗后有 90% 的复发率[39,40]，后期研究报道的复发率要低一些[41,42]。很显然，早期肩关节不稳定后发生脱位的风险比较高。

对制动的时间和方式仍有争议。公开发表的一些录制研究建议的制动时间从数天到数周不等。然而，Hovelius[41]、Simonet 和 Cofield[42]的研究表明，制动的时间和类型对治疗效果无影响。通常来讲，对于初发肩关节脱位的年轻患者（年龄小于 30 岁）制动为 3～4 周更适宜。老年患者肩关节不稳复发率低，但易发生关节僵直，制动时间要相对短。

康复锻炼的目标是增强动态稳定结构以重新获得运动能力。推荐对肩袖、三角肌和肩胛骨固定结构进行渐进性抗阻训练。急性损伤后应该避免在制动时施加应力，包括用力牵拉和将手臂放在激发位置。

手术治疗

保守治疗失败是手术治疗的一个指征。手术治疗是目前修复软组织损伤的金标准。

现代技术强调恢复软组织的解剖结构。依据 Perthes[43]（1906）、Bankart[44]（1923）的研究，修补关节盂前方的关节囊而不缩短肩胛

下肌被膜的手术方法得到普遍应用。将他们最初手术方法进行改良，重建撕脱的关节囊，将撕脱的骨块固定到盂唇上，这就是今天提到的前盂唇损伤修复术。关节囊松弛和关节间隙的增加可运用关节囊缝合技术，紧缩前方关节囊并对撕脱的关节囊进行重新固定。

Neer 和 Foster[24] 在多方向不稳定研究中首次提到了下方关节囊移位术，在最不稳定的一侧将关节囊进行重叠缝合，调整下方和对侧关节囊张力而减少多余的组织，减少关节囊的体积。针对前下方不稳定，我们倾向于改良的下方关节囊移位术，即侧方的 T 形关节囊缝合术，对不同的个体都可使用[45,46]。

手术入路选择基于以下原因：首先，肩关节关节囊呈楔形，类似漏斗，宽广的环状面嵌在肱骨一侧，采用侧方切口可以将组织拉开更多距离，固定在宽广面的侧方，使关节囊重叠得更多；第二，根据术中发现的下方关节囊和多余关节囊的情况，对肱骨颈周围软组织松弛的不同，利用下方的软组织转移可以进行多种程度的关节囊松动术；第三，利用 T 形关节囊缝合术可以独立地在内外方向和上下方向调整关节囊张力，内外方向是次要的，然而如紧缩太多会影响外旋运动；第四，侧方切口可以保护腋神经，腋神经在关节囊下方穿过，采用下方切口时易受到损伤。最后，虽然关节囊在肱骨止点处撕脱比较少见，但通过侧方切口可以很容易识别且进行修复。

患者半卧位，比修复肩袖损伤体位稍斜。采用肌间沟区域阻滞麻醉，比较安全并且还可使肌肉彻底松弛，麻醉之前首先要进行体格检查确认肩关节不稳主要的部位，而不是通过手术进行软组织的分离确认。小切口前盂唇损伤修复术的关键是采用腋前方隐蔽切口，起于喙突顶下 3cm，向下延续 7~8cm 至腋窝（图 3.6），这个区域有胸神经的交叉支配，在切口表面补充注入局麻药以完全阻滞该区域，在摸到锁骨之前一直用全厚皮瓣，然后利用三角肌间隙，将头静脉连同三角肌拉向侧方。如果需要，将胸肌止点切开 1~

2cm 进一步暴露术野，从侧方轻轻切开胸锁筋膜，用来拉开略回缩的肌肉。喙突截骨术并不是必须的，而且施行该术会增加神经血管损伤的风险。切除喙肩韧带前分支的中间一小块楔形物，然后肩胛下肌、肩袖间隙和肩峰下间隙的前部就能够更清楚地呈现出来。

确定肩胛下肌的上下界。仔细游离并结扎肱骨前方血管的回旋支。有学者建议保留肩胛下肌的下缘以保护腋神经[47]，对单方向肩关节不稳病例，这是一个比较合理的选择，但是下方关节囊暴露不充分会妨碍修复该部分松弛的关节囊。另一种手术入路为纵向切开肩胛下肌，这样使得关节盂缘显露更加困难，但是术后运动受限较小，这种入路适用于需要避免术后的外旋受限的投掷类运动员[48]。我们倾向于距肌腱止点的小粗隆仔细游离 1~2cm 肌腱，避免游离到肌纤维中，修复肩胛下肌，从关节囊中部起始的钝圆隆凸的肌腹可以很容易在两个结构中间识别。

在解剖关节囊和肩胛下肌时，仔细检查肩袖间隙非常重要。肩袖间隙是稳定肩关节的主要结构之一，是前方不稳复发的重要因素，在它变宽时进行修复，但间隙被过度拉紧会限制肩关节外旋。

从侧方切开关节囊，留 1cm 组织用于修复，在关节囊边缘缝合牵引线。将上肢放置于内收外旋位，使切口和腋神经的距离为最大距离，在整个操作中始终都要触诊腋神经并进行保护。

关节囊切开和修复的程度取决于引起关节不稳的那部分关节囊。单纯前方不稳只需切开前方关节囊，前下两个方向不稳需要增加修复下方关节囊以消除增大的关节囊。在这些病例中，逐渐将肩关节屈曲外旋，使关节囊前下方切口远离肱骨颈，将手指插入下方间隙中，以评估关节囊的余量和充足的移位。随着多余关节囊的修复和缝线向上的牵引，关节间隙将会减少，然后将手指拿出，提示有充足的移位。

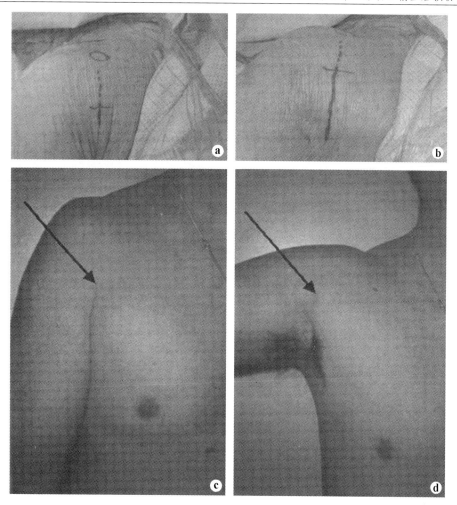

图 3.6　隐蔽的腋部切口。(a) 上肢在侧方。(b) 上肢在外展位，圆圈为喙突体表投影，实线为切口，如果需要暴露充分，沿虚线切开，虚线延伸到喙突。(c) 和 (d) 愈合后的切口。[From Lee EW, Flatow EL, Mini-incision Bankart Repair for Shoulder Instability. In: Scuderi G, Tria A, Berger R (eds.), *MIS Techniques in Orthopedics*, New York, Springer, 2006, with kind permission of Springer Science and Business Media, Inc.]

　　单方向下方关节不稳比较少见，往往不需要下方关节囊移位和横切口，如果下方有明显的多余关节囊，在关节囊下方和中盂肱韧带之间将关节囊进行 T 形水平切开，放置福田牵开器显露关节盂（图 3.7），如果关节囊比较薄而且中间有余量，应用骨针进行紧缩，或将关节囊在关节盂缘进行重叠，作为有缺损的上唇的额外缓冲器[49]（图 3.8）。

　　有效的移位需要将关节囊和关节盂锚定在一起，当盂肱韧带和上唇显露时，必须要将撕脱的上唇重新固定到关节盂缘上（图 3.9）。Bankart 损伤在进行关节囊缝合术前必须要将关节盂缘进行锚定，必须要保证关节囊在关节盂上修复才会有效，可以利用骨锚来完成，在骨通道里用缝线将上唇锚定在关节盂缘上。在用刮匙或高速磨石将关节盂缘处理粗糙后，在关节盂缘上邻近关节面的地方钻 2~3 个洞，在钻洞时可能会用到钻锥、成角刮匙和巾钳等器械，弯曲技术（华沙关节技术）对钻洞也有帮助，用 0 号非可吸收性编织缝线（例如爱惜康）穿过骨洞，从关节盂缘穿出，系在外面的关节囊上；或是利用骨锚，将骨锚放置在邻近关节边缘部位，不要从正中进入，避免在关节盂缘和关节盂之间脱落。

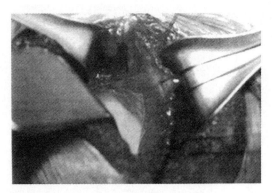

图3.7 切开关节囊，在边缘放置牵引线。放置福田牵开器检查关节盂。[From Lee EW, Flatow EL, Mini-incision Bankart Repair for Shoulder Instability. In: Scuderi G, Tria A, Berger R (eds.), *MIS Techniques in Orthopedics*, New York, Springer, 2006, with kind permission of Springer Science and Business Media, Inc.]

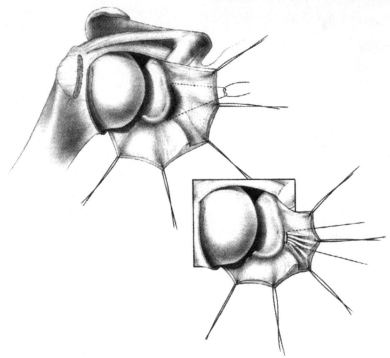

图3.8 将关节盂缘关节囊重叠缝合，以补偿有缺损的上唇。(From Post M, Bigliani L, Flatow E, et al. The Shoulder: Operative Technique. Philadelphia: Lippincott Williams & Wilkins, 1998, p. 184.)

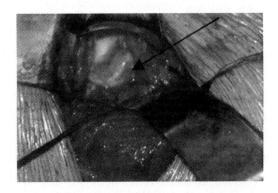

图3.9 肩关节韧带及盂唇在关节盂缘撕脱。黑色箭头指向裸露的前关节盂缘。

上盂唇骨折或慢性不稳反复磨损可造成关节盂缺损，进而引起关节的病理性改变。关节盂缺损少于25%，可将关节盂缘和关节囊固定到剩余的上盂唇上。如果软组织上有骨块，可用缝线将骨块固定于关节盂上，大骨块可用空心螺钉固定。关节盂缺损超过25%，关节盂呈倒梨形，较正常梨形的关节盂缺少了上下方的骨块[50]，需要进行骨性增宽。可用同种异体肱骨头骨移植重建盂唇；或者采用 Bristow-Laterjet 法，将喙突连同喙肱肌和肱二头肌短头转移至接近关节边缘缺损处，关闭关节边缘，修复关节囊[4]，用空心钉固定关节盂后方的皮质骨，用一个垫圈保护喙突固定到关节盂上（图 3.10）。

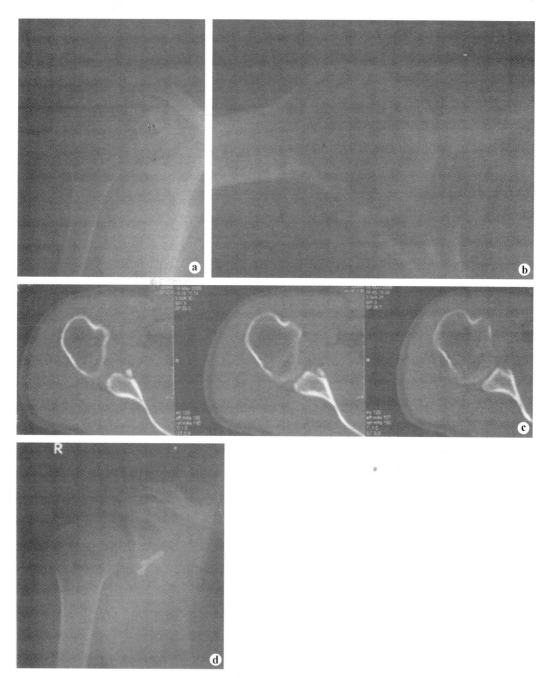

图 3.10 Laterjet 喙突移位治疗前下方骨缺损。(a) 和 (b) 是术前影像。(c) 是术前轴位 CT 影像。(d) 是术后放置移植骨和螺钉的肩胛骨前后位和侧位像。

Hill-Sachs 损伤或许为另一种肩关节反复不稳损伤，需要进行修复。为预防肱骨头从关节盂缘脱出，可以采用 3 种方法中的一个：第一，用关节囊移位加强前方稳定性以限制外旋，操作时要小心，避免造成运动员不想要的结果及增加晚期肩关节病的风险；第二，采用大小匹配的肱骨同种异体骨移植或含皮髓质骨的髂骨移植修补缺损部分；第三，进行肱骨近端内旋截骨术，使缺损部分不在运动弧内，但有较高的技术难度和潜在的复发性。

进行关节囊移位术，将移位关节囊进行固定时需要将上肢外旋至少 20°、外展 30°、屈曲 10°，针对做空中旋转的运动员，外展外旋需要增加约 10°。一旦关节囊上附着的软组织将要偏移时要将其切除，增加移位到下方的关节囊，使其固定在更下方的位置，用缝线在重复的关节囊中间加固缝合，修复肩胛下肌，逐层缝合，在皮下缝合皮肤。

术后护理

术后较困难的是寻求早期康复锻炼和病况稳定性的微妙平衡。一般患者肩关节悬吊 6 周，手、腕和肘关节在术后可主动活动，术后 10d 后开始进行等较长时间练习；10d 至 2 周时可辅助进行轻微的运动，肩部可外旋 10°、外展 90°；2~4 周时外旋可达 30°、外展 140°；4~6 周时外旋达40°、外展 160°，并进行轻度抗阻力练习；6 周后可外旋达 60°并可极度外展，3 个月后软组织充分愈合，可进行极度外旋，术后 9~12 个月可进行运动。这是指导性意见，具体实施需要根据个体术中情况和术后检查进行。软组织质量、耐用性的修复、患者的愈后可靠性及对未来肩关节的活动需求将决定康复计划的进展。

结果

肩关节前方或前下方不稳应采用手术进行关节囊缝合治疗，大部分可取得良好的疗效。Thomas 和 Matsen[51] 采用切开肩胛下肌和关节囊修复盂唇损伤治疗 63 例病例，优良率达97%。Pollock 等[46] 采用关节囊移位治疗 151 例病例，成功率达 90%，但反复不稳定概率为

5%。Bigliani 等[45] 对采用前下方关节囊移位治疗的运动员进行随访，优良率为 94%，58 例（92%）的患者恢复了主项运动，47 例（75%）的患者恢复到之前的竞技水平。

小切口手术和关节镜手术的选择

随着关节镜技术的发展，关节镜的失败率已经能和开放小切口手术的失败率持平[52,53]。很多损伤可以用开放手术修复，也可以用关节镜技术修复，关节镜技术的局限性仍然具有争议性。

关节镜技术的优势包括以下几点：对肩胛下肌的保护（虽然纵向切开肩胛下肌肌纤维也起保护作用）；能够进行全面地评估和观察整个肩关节及肱二头肌在盂唇的止点；术后疼痛轻；费用少且美观[54-56]。关节镜技术的缺点包括以下几点：固定关节盂上的大的骨折块及修复撕裂的关节囊较困难，尤其是肱骨上关节囊撕脱更难以修复；对多方向关节不稳用处不大，在大多数失败病例中需要伸展薄的组织而不是僵硬的组织。另外，针对关节盂骨缺损超过 25% 的需要进行骨移植或喙突移位的患者提倡进行开放手术修复，少部分患者有极端 Hill-Sachs 损伤需要进行骨移植或表面置换，如撞击运动员或返修患者[57-60]。

笔者多在修复撕脱的上盂唇和关节囊上，及关节盂撕脱的小骨块上应用关节镜技术，当关节盂损伤或 Hill-Sachs 损伤需要进行骨移植时，宜采用小切口开放手术修复。最后，很多返修的病例可能会用到关节镜技术，尤其是未进行初次手术或者不适当（例如在关节盂中间而不是边缘）的修复，当进行骨移植时需要施行开放手术，以及因肩胛下肌功能障碍需要从前方进行广泛松解及修复或喙突下胸肌移位修复时也需要进行开放手术，这些通常可以用之前讲到的腋部隐蔽的小切口手术来完成。

（张波译 阚世廉 李世民校）

参考文献

1. Du Toit GT, Roux D. Recurrent dislocation of the shoulder: a twenty-four year study of the Johannesberg stapling operation. *J Bone Joint Surg Am* 38A:1–12, 1956

2. Magnuson PB, Stack JK. Recurrent dislocation of the shoulder. *JAMA* 123:889–92, 1943

3. Clarke HO. Habitual dislocation of the shoulder. *J Bone Joint Surg Br* 30B:19–25, 1948

4. Helfat AJ. Coracoid transplantation for recurring dislocation of the shoulder. *J Bone Joint Surg Br* 40B:198–202, 1958

5. Weber BG, Simpson LA, Hardegger F. Rotational humeral osteotomy for recurrent anterior dislocation of the shoulder associated with a large Hill-Sachs lesion. *J Bone Joint Surg Am* 66(9):1443–50, 1984

6. Saha AK. *Theory of Shoulder Mechanism: Descriptive and Applied.* Springfield, IL, Charles C. Thomas, 1961

7. Hawkins RJ, Angelo RL. Glenohumeral osteoarthrosis. A late complication of the Putti-Platt repair. *J Bone Joint Surg Am* 72(8):1193–7, 1990

8. O'Driscoll SW, Evans DC. Long-term results of staple capsulorrhaphy for anterior instability of the shoulder. *J Bone Joint Surg Am* 75(2):249–58, 1993

9. Samilson RL, Prieto V. Dislocation arthropathy of the shoulder. *J Bone Joint Surg Am* 65(4):456–60, 1983

10. Steinmann SR, Flatow EL, Pollock RG, et al. Evaluation and surgical treatment of failed shoulder instability repairs. In: *38th Annual Meeting of the Orthopaedic Research Society*, p. 727, 1992

11. Young DC, Rockwood CA, Jr. Complications of a failed Bristow procedure and their management. *J Bone Joint Surg Am* 73(7):969–81, 1991

12. Blazina ME, Satzman JS. Recurrent anterior subluxation of the shoulder in athletics: a distinct entity. *J Bone Joint Surg Am* 51A(5):1037–38, 1969

13. Garth WP, Jr, Allman FL, Jr, Armstrong WS. Occult anterior subluxations of the shoulder in noncontact sports. *Am J Sports Med* 15(6):579–85, 1987

14. Hastings DE, Coughlin LP. Recurrent subluxation of the glenohumeral joint. *Am J Sports Med* 9(6):352–5, 1981

15. Rowe CR, Zarins B. Recurrent transient subluxation of the shoulder. *J Bone Joint Surg Am* 63(6):863–72, 1981

16. Levine WN, Flatow EL. The pathophysiology of shoulder instability. *Am J Sports Med* 28(6):910–7, 2000

17. Wang VM, Flatow EL. Pathomechanics of acquired shoulder instability: a basic science perspective. *J Shoulder Elbow Surg* 14(1 Suppl S):2S–11S, 2005

18. Turkel SJ, Panio MW, Marshall JL, Girgis FG. Stabilizing mechanisms preventing anterior dislocation of the glenohumeral joint. *J Bone Joint Surg Am* 63(8):1208–17, 1981

19. Bigliani LU, Pollock RG, Soslowsky LJ, Flatow EL, Pawluk RJ, Mow VC. Tensile properties of the inferior glenohumeral ligament. *J Orthop Res* 10(2):187–97, 1992

20. Neer CS, II. Involuntary inferior and multidirectional instability of the shoulder: etiology, recognition, and treatment. *Instr Course Lect* 34:232–38, 1985

21. Beall MS, Jr, Diefenbach G, Allen A. Electromyographic biofeedback in the treatment of voluntary posterior instability of the shoulder. *Am J Sports Med* 15(2):175–8, 1987

22. Davidson PA, Elattrache NS, Jobe CM, Jobe FW. Rotator cuff and posterior-superior glenoid labrum injury associated with increased glenohumeral motion: a new site of impingement. *J Shoulder Elbow Surg* 4(5):384–90, 1995

23. Neviaser RJ, Neviaser TJ. Recurrent instability of the shoulder after age 40. *J Shoulder Elbow Surg* 4(6):416–8, 1995

24. Neer CS, II, Foster CR. Inferior capsular shift for involuntary inferior and multidirectional instability of the shoulder. A preliminary report. *J Bone Joint Surg Am* 62(6):897–908, 1980

25. Hawkins RJ, Bokor DJ. Clinical evaluation of shoulder problems. In: *The Shoulder*, Rockwood CA, Matsen FA, (eds.), 3rd edition, pp. 149–177. Philadelphia, PA, WB Saunders, 1998

26. Speer KP, Hannafin JA, Altchek DW, Warren RF. An evaluation of the shoulder relocation test. *Am J Sports Med* 22(2):177–83, 1994

27. Jobe FW, Tibone JE, Jobe CM. The shoulder in sports. In: *The Shoulder*, Rockwood CA, Jr, Matsen FA, (eds.), 3rd edition, pp. 961–967. Philadelphia, PA, WB Saunders, 1990

28. Hawkins RJ, Koppert G, Johnston G. Recurrent posterior instability (subluxation) of the shoulder. *J Bone Joint Surg Am* 66(2):169–74, 1984

29. Danzig LA, Greenway G, Resnick D. The Hill-Sachs lesion. An experimental study. *Am J Sports Med* 8(5):328–32, 1980

30. Garth WP, Jr, Slappey CE, Ochs CW. Roentgenographic demonstration of instability of the shoulder: the apical oblique projection. A technical note. *J Bone Joint Surg Am* 66(9):1450–3, 1984

31. Itoi E, Lee SB, Amrami KK, Wenger DE, An KN. Quantitative assessment of classic anteroinferior bony Bankart lesions by radiography and computed tomography. *Am J Sports Med* 31(1):112–8, 2003

32. Nyffeler RW, Jost B, Pfirrmann CW, Gerber C. Measurement of glenoid version: conventional radiographs versus computed tomography scans. *J Shoulder Elbow Surg* 12(5):493–6, 2003

33. Beltran J, Rosenberg ZS, Chandnani VP, Cuomo F, Beltran S, Rokito A. Glenohumeral instability: evaluation with MR arthrography. *Radiographics* 17(3):657–73, 1997

34. Parmar H, Jhankaria B, Maheshwari M, Singrakhia M, Shanbag S, Chawla A, Deshpande S. Magnetic resonance arthrography in recurrent anterior shoulder instability as compared to arthroscopy: a prospective comparative study. *J Postgrad Med* 48(4):270–3; discussion 273–4, 2002

35. Shankman S, Bencardino J, Beltran J. Glenohumeral instability: evaluation using MR arthrography of the shoulder. *Skeletal Radiol* 28(7):365–82, 1999

36. Cvitanic O, Tirman PF, Feller JF, Bost FW, Minter J,

Carroll KW. Using abduction and external rotation of the shoulder to increase the sensitivity of MR arthrography in revealing tears of the anterior glenoid labrum. *AJR Am J Roentgenol* 169(3):837–44, 1997

37. Wintzell G, Larsson H, Larsson S. Indirect MR arthrography of anterior shoulder instability in the ABER and the apprehension test positions: a prospective comparative study of two different shoulder positions during MRI using intravenous gadodiamide contrast for enhancement of the joint fluid. *Skeletal Radiol* 27(9):488–94, 1998

38. Allmann KH, Uhl M, Gufler H, Biebow N, Hauer MP, Kotter E, Reichelt A, Langer M. Cine-MR imaging of the shoulder. *Acta Radiol* 38(6):1043–6, 1997

39. Rowe CR. Prognosis in dislocations of the shoulder. *J Bone Joint Surg Am* 38A:957–77, 1956

40. Wheeler JH, Ryan JB, Arciero RA, Molinari RN. Arthroscopic versus nonoperative treatment of acute shoulder dislocations in young athletes. *Arthroscopy* 5(3):213–7, 1989

41. Hovelius L. Anterior dislocation of the shoulder in teenagers and young adults. Five-year prognosis. *J Bone Joint Surg Am* 69(3):393–9, 1987

42. Simonet WT, Cofield RH. Prognosis in anterior shoulder dislocation. *Am J Sports Med* 12(1):19–24, 1984

43. Perthes G. Uber operationen bei habitueller schulterluxation. *Deutsch Ztschr Chir* 85:199–227, 1906

44. Bankart ASB. Recurrent or habitual dislocation of the shoulder joint. *Br Med J* 2:1132–35, 1923

45. Bigliani LU, Kurzweil PR, Schwartzbach CC, Wolfe IN, Flatow EL. Inferior capsular shift procedure for anterior-inferior shoulder instability in athletes. *Am J Sports Med* 22(5):578–84, 1994

46. Pollock RG, Owens JM, Nicholson GP, et al. Anterior inferior capsular shift procedure for anterior glenohumeral instability: long term results. In: *39th Annual Meeting of the Orthopaedic Research Society*, p. 974, 1993

47. Matsen FA, III, Thomas SC, Rockwood CA, Jr, Wirth MA. Glenohumeral instability. In: *The Shoulder*, Rockwood CA, Jr, Matsen FA, (eds.), 3rd edition, pp. 611–754. Philadelphia, PA, WB Saunders, 1998

48. Rubenstein DL, Jobe FW, Glousman RE, et al. Anterior capsulolabral reconstruction of the shoulder in athletes. *J Shoulder Elbow Surg* 1:229–37, 1993

49. Ahmad CS, Freehill MQ, Blaine TA, Levine WN, Bigliani LU. Anteromedial capsular redundancy and labral deficiency in shoulder instability. *Am J Sports Med* 31(2):247–52, 2003

50. Burkhart SS, De Beer JF. Traumatic glenohumeral bone defects and their relationship to failure of arthroscopic Bankart repairs: significance of the inverted-pear glenoid and the humeral engaging Hill-Sachs lesion. *Arthroscopy* 16(7):677–94, 2000

51. Thomas SC, Matsen FA, III. An approach to the repair of avulsion of the glenohumeral ligaments in the management of traumatic anterior glenohumeral instability. *J Bone Joint Surg Am* 71(4):506–13, 1989

52. Carreira DS, Mazzocca AD, Oryhon J, Brown FM, Hayden JK, Romeo AA. A prospective outcome evaluation of arthroscopic Bankart repairs: minimum 2-year follow-up. *Am J Sports Med* 34(5):771–7, 2006

53. Tjoumakaris FP, Abboud JA, Hasan SA, Ramsey ML, Williams GR. Arthroscopic and open Bankart repairs provide similar outcomes. *Clin Orthop Relat Res* 446:227–32, 2006

54. Abrams JS, Savoie FH, III, Tauro JC, Bradley JP. Recent advances in the evaluation and treatment of shoulder instability: anterior, posterior, and multidirectional. *Arthroscopy* 18(9 Suppl 2):1–13, 2002

55. Sachs RA, Williams B, Stone ML, Paxton L, Kuney M. Open Bankart repair: correlation of results with postoperative subscapularis function. *Am J Sports Med* 33(10):1458–62, 2005

56. Wang C, Ghalambor N, Zarins B, Warner JJ. Arthroscopic versus open Bankart repair: analysis of patient subjective outcome and cost. *Arthroscopy* 21(10):1219–22, 2005

57. Boileau P, Villalba M, Hery JY, Balg F, Ahrens P, Neyton L. Risk factors for recurrence of shoulder instability after arthroscopic Bankart repair. *J Bone Joint Surg Am* 88(8):1755–63, 2006

58. Mazzocca AD, Brown FM, Jr, Carreira DS, Hayden J, Romeo AA. Arthroscopic anterior shoulder stabilization of collision and contact athletes. *Am J Sports Med* 33(1):52–60, 2005

59. Pagnani MJ, Dome DC. Surgical treatment of traumatic anterior shoulder instability in American football players. *J Bone Joint Surg Am* 84A(5):711–5, 2002

60. Rhee YG, Ha JH, Cho NS. Anterior shoulder stabilization in collision athletes: arthroscopic versus open Bankart repair. *Am J Sports Med* 34(6):979–85, 2006

第 4 章 小切口修复肩袖损伤

W. Anthony Frisella, Frances Cuomo

肩袖病变是引起肩关节疼痛及功能障碍的常见原因，发病率随着患者年龄的增大而增加。大多数肩袖疾病症状是在患者五六十岁时出现的，肩袖撕裂带来的疼痛及无力感，可以导致明显的功能障碍[1]。但是，众所周知很多肩袖撕裂患者并无症状，无症状的撕裂发病率随着患者年龄增加而增加[1,2]。导致肩袖撕裂的原因仍存在争议，但大多数与以下复合因素有关：①肩袖与肩峰下缘的撞击；②与年龄相关的退变或萎缩；③过度使用肩关节；④肩部创伤[1,3]。很多发表的文章表明，肩袖经过修复及康复训练后，有了功能改善及疼痛的缓解，这是肩袖撕裂后进行修复的理论基础。尽管肌腱完全愈合不常见，但肩袖修复手术仍被认为是一种有益的术式，此手术的优点是：缓解疼痛；提高力量；改善患肩部活动范围。最早的肩袖修复手术文章是 Codman 在 1911 年发表的[4]。此后有很多文章报道，正式的开放修复肩袖，同时进行肩峰下减压及肩峰成形，手术都取得了好的疗效，疼痛得到减轻，功能得到改善[5-12]。过去的 20 年里，肩袖修复技术已经有了变革，这包括小切口技术及关节镜技术。小切口技术或三角肌劈裂入路显露肩袖，术式很好，疗效突出，在修复肩袖损伤时很有用，也很成功。

1931 年，关节镜第一次被用于观察关节。20 世纪 80 年代，关节镜从基础上改变了诊断和治疗疾病的入路，其中包括肩袖撕裂[13-15]。通过关节镜可以观察肩袖，检查有无撕裂，并进行定性。因为通过关节镜可以看清肩关

节解剖，必然促使医生采用微创治疗，进行修复肩袖撕裂的策略。在采用关节镜技术之前，修复撕裂采用正式开放手术，会伤及三角肌的肩峰起点；三角肌需要从肩峰掀起，以利于进行肩峰成形术并减压，最后修复肩袖损伤。此种术式有导致三角肌撕脱的风险，三角肌撕脱虽然比较少见，但是一旦发生就是灾难性的[16-18]。采用关节镜进行肩袖撕裂的诊断和定性，推动在关节镜辅助下，采用小切口或三角肌劈裂入路，进行肩袖损伤修复的术式的出现[19]。在完全使用关节镜修复肩袖损伤成功以后，才出现了小切口技术。与关节镜技术及正式开放手术修复技术相比，小切口技术仍是一项可供选择的术式，有其独特的优点。

采用小切口修复肩袖是一种介于正式开放修复与关节镜修复之间的技术。与其他修复技术相比，小切口修复技术有其自身的优缺点。比开放修复手术的优点是：可以使用关节镜辅助肩袖损伤的诊断，并同时对撕裂的肩袖进行确诊及修复，还可以治疗相关的肩关节疾病[20,21]。手术中使用关节镜也可对撕裂肩袖进行标记及辅助修复；另外该技术对三角肌起点损伤很小，利于术后早期康复训练，减少三角肌撕脱的并发症。小切口修复技术手术创伤小，可以尽早出院，减少术后疼痛。

与关节镜修复技术相比，小切口修复也有其优点：第一个优点是，不用那些复杂的关节镜下穿针及打结技术；第二个优点是，小切口技术是正式开放修复与关节镜修复技术的桥梁，允许术者在必要时可以在二者间

进行转换。与关节镜修复技术一样，小切口技术应用的关节镜，可以允许术者直视盂肱关节及肩峰下间隙，利于诊断，并且可以有益于使用关节镜手术，例如肩峰下减压、关节镜松解、盂肱关节清创。直接采用关节镜可以允许术者在修复前明确撕裂大小及方向。另外，关节镜修复技术与小切口技术并发症的发病率相近。

技术

小切口修复肩袖技术有很多变革，但基本原则一样，只是步骤不同。第一，对肩关节进行麻醉，患者摆好体位，与施行关节镜技术一样准备术区及铺单，在关节镜下进行彻底检查，明确肩袖撕裂部位，也可同时进行相关的关节内病变检查。然后进入肩峰下间隙，进行肩峰下减压及肩峰成形术。最后施行开放式修复撕裂肩袖，这些步骤是一般

性的总的指导原则，我们中心采用小切口修复的特殊步骤将在下面进行详述。

患者采用仰卧位，采用区域麻醉，常用的麻醉方式是肌间沟阻滞（图4.1），这常常是唯一的麻醉方式。术中根据患者舒适或需要，可以辅助采用表浅的全麻。一旦麻醉充分，进行充分的活动检查。肩袖撕裂可致继发关节僵硬，在术前记录好关节活动范围是很重要的，如果患者肩关节活动受限，可以做一些手法来松解粘连。然后患者的体位介于沙滩椅位与坐位之间。沙滩椅位特点是：①躯干抬起使肩峰平行于地面；②屈髋使大腿高于臀部；③屈膝使体位舒适。在这种体位下，臀部负重最大，需要保证患者体位稳定，不会滑到手术台下。术野必须充分，后侧必须暴露肩关节后侧（到肩胛骨内缘），前侧需要暴露锁骨中段。头用一个头架轻轻地固定。一般需要一个特殊的手术台连接，分开手术台，利于充分显露术肩。

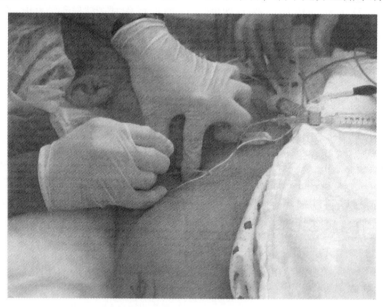

图4.1 检查前进行肌间沟阻滞麻醉，也可用全麻代替，或者辅助局麻。

肩关节备皮、铺单时，需要尽量保证最大范围的显露术野，特别是后侧。对没经验的肩关节镜术者来说，铺单"把自己隔开"是个很常见的烦人的程序。在后侧需要做一

标准的后方入口，先通过触诊感觉一下肩胛冈切迹的内外侧，一般在肩峰后外角的内侧2cm处，在此点下2cm处进入，插入一钝性套管针穿透后侧关节囊，开始关节镜诊断。

必要时，在前部做一开口。开口后通过脊椎穿刺针入肱二头肌肌腱下、冈上肌表面进入肩袖间隙，进行彻底的关节镜检查，检查盂肱关节的病变及软骨缺损情况。检查从盂唇上部直到肱二头肌止点，然后检查前部及下部盂唇，观察其与盂肱中韧带、下韧带的关系，检查完腋窝后，检查后部盂唇。必要时进行病理活检，但本章不涉及这部分。

一旦关节镜对整个关节进行了充分检查，将焦点转移到肩袖。检查肩袖时，先从冈上肌腱前缘开始，邻近肱二头肌肌腱关节的穿出点（图 4.2）。冈上肌腱前界是大多数撕裂、退变的起始点，需要仔细检查。也可发现不全层的撕裂，特点是肩袖从其关节部位起点撕脱。一旦证实肩袖撕裂，要对肩袖边缘进行清创，使用刨削器清创时要轻柔，这样有利于降低炎性反应促进愈合。清创也可只用于更好地暴露撕裂处，发现肩袖缺损，特别是部分厚度撕裂时，可以用一经皮的腰穿针做一标记，然后采用一根缝线经导针进入盂肱关节标记，成为肩峰下入口及切开修复时都很轻易看到标记。然后去除关节镜，用一钝性套管针进入肩峰下间隙。

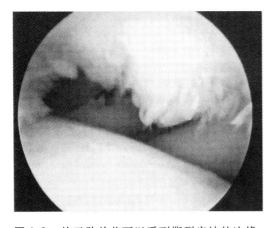

图 4.2 从盂肱关节可以看到撕裂肩袖的边缘。肱骨头在下面，肱二头肌肌腱在右侧。多数撕裂起始于肱二头肌后部。

一旦进入肩峰下间隙，在肩峰前外侧边界的后下 2cm 处做一前外侧入口，此入口也可以改良一下，可以以撕裂肩袖为中心，即

根据前面做的标记缝合线（缝线应该在离肩袖撕裂最近处穿出皮肤）做切口。皮肤切口沿着 Langer 线，插入一根套管针，观察肩峰下间隙。修复肩袖损伤时，关于是否进行肩峰下松解还存在着一些争议。不管怎么说，我们常规进行肩峰下松解，松解喙肩韧带（CA），在修复肩袖前进行肩峰成形术。通过前面标记的缝线，找到撕裂处，在肩峰下间隙外侧进行进一步清创。在施行开放式手术时，要彻底切除滑囊特别是外侧，这利于更好地观察撕裂部位。用刨削器对肌腱边缘可以再做一次简单清创。

此时，可以通过关节镜，经肩袖边缘缝几根牵引线。这个步骤对医生从开放修复转为关节镜修复很有帮助。经关节镜插入的缝线，可以作为牵引线，扩大开口进行修复，另一个方法是此时终止关节镜操作，注意力转为肩袖暴露。关节镜设备取出后，从开口处顺前外侧方向延长，做一 3～4cm 的水平皮肤切口。切口要求是：应该能很容易地显露撕裂部位，尽量减小皮肤切口长度（图 4.3）。皮肤与三角肌筋膜之间进行分离，三角肌顺肌纤维方向劈开，根据以前的关节镜入点进入撕裂部位。三角肌劈开有两个限制：①三角肌止点应该保护，切开时不应将三角

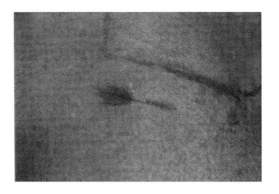

图 4.3 与 Langer 线平行做一外侧开口，切口长度是 3～4cm。［From Schneider JA, Cuomo F, Mini-open rotator cuff repair. In: Scuderi GR, Tria AJ, Jr, （eds.）, *MIS Techniques in Orthopedics*, New, York, Springer, 2006, with kind permission of Springer Science ＋Business Media, Inc.］

肌自肩峰剥离；②三角肌劈裂的远端离肩峰不应超过4cm，以免损伤腋神经。腋神经一般位于三角肌下，距离肩峰6.3cm[22]，但有时距离会近一些。

一旦三角肌被劈开，就可进入肩峰下间隙，用自限的钝性拉钩拉开三角肌，注意不应过度牵拉，以免引起三角肌坏死。有时需要进一步切除滑囊，以利于观察撕裂部位。要想使肩袖撕裂部位正好位于三角肌劈开处，适当的旋转上臂很关键。如果撕裂范围大，牵引线却还没放置，则拉钩可以有助于修复处显露出来。可以通过肩袖固定多根粗大的牵引缝线，牵引线只是简单地穿过肩袖（图4.4）。牵引线可以允许术者操控肩袖，利于松解，然后重新缝合，缓解张力，最后进行打结。

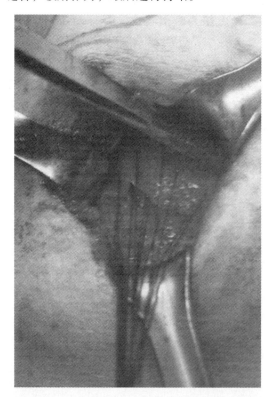

图4.4 牵拉缝线穿入肩袖牵拉，使其活动。牵拉肌腱可以利于松解肌腱及使肌腱移位。目的是在上臂位于体侧的情况下，肌腱无张力固定于骨。

松解关节外粘连，允许肩袖恢复充分活动，松解的目的是获得足够的活动度，允许上臂位于体侧时进行无张力的缝合。肩袖与关节的粘连（如喙肱韧带）需要进行辨认，必要时切断。一旦肩袖活动恢复正常，再次评估撕裂范围及形状，U形撕裂可以先采用侧侧缝合，然后与骨固定，而月牙形撕裂一般直接固定在骨上，一旦侧侧缝线安置好，应该留一些肩袖边缘固定在骨上。然后重点转到大结节上（图4.5）；切除大结节的软组织，但不必去除皮质骨。St. Pierre 著作中以山羊为实验动物[23]，提出肌腱固定于皮质骨或松质骨力量是一样的，愈合时间也相同。

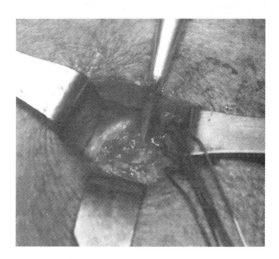

图4.5 通过去除软组织，准备大结节。使用骨凿形成一通道，利于经骨缝线。

骨的固定，可以经骨性隧道固定，也可应用缝合锚固定。做骨隧道或拧入缝合锚的位置是在原解剖位置或肩袖"足印"处，要求修复后肌腱边缘平整，不应使肌腱打褶，肩袖两侧应张力均匀。如果采用缝合锚，最好采用双排，这样更适合肩袖的解剖形态，而且更有力[24,25]。打结时可以采用改良的Mason-Allen 打结，与简单的或水平褥式缝合相比，这种打结抗拔出力更强[26]。一般采用2号不可吸收缝线缝合，一旦缝合锚或钻孔已经打好，进行打结时要顺序打结（图4.6）。以前缝合的牵引线可以牵拉肌腱无张力下复位，打好结后去除。修复结束后，通过肩关节被动活动，检查术后康复时的安全活动范围。

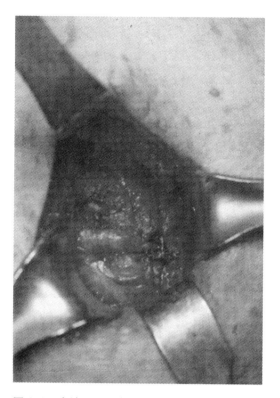

图 4.6　肩袖经骨缝合，牢固固定于骨上。

伤口进行彻底冲洗，三角肌筋膜进行细致修复。进行皮下及表皮下缝合，盖好敷料。

术后方案

患者术后当天出院。使用吊带固定患肢，只在理疗练习时去除吊带。按照术中观察的安全活动范围，进行被动的活动练习，包括前抬、外旋、钟摆式练习。在肩袖愈合前不要做内旋动作。肘关节及手也要开始锻炼。患者在家中每天练习几次肩关节钟摆活动，以及肘关节及腕关节的活动。被动活动一周几次，活动地点一般在家或理疗中心中。早期康复的目的是减少术后僵硬，对修复的肩袖不施加张力。术后 6 周，去除吊带，开始增加辅助下的主动活动。术后 8～12 周，根据撕裂范围，进行力量练习。力量及伸展练习一直持续到术后 1 年。

结果

过去的文献报道，采用正式开放手术修复肩袖损伤，取得了不错的疗效[5-8,12]。与之类似，多篇报道中都指出采用小切口修复肩袖的技术取得了很好的疗效。最早的一篇报道是 Levy 等在 1990 年写的，报道术后优良率达 80%，满意率达 96%[19]。同年，Paulos 等报道术后优良率 88%，并发症发病率很低[27]。后来有多篇文章报道，应用此技术获得了相似的满意结果[28-31]。最近，Park 等报道 110 例小中型肩袖损伤患者，采用关节镜辅助小切口技术，经 3 年随访，优良率或满意率达到 96%。他们总结认为，多数疗效差或手术失败的患者（仅有 4 例）归因于修复肩袖时肩锁关节的病变[32]。Hersch 等报道采用小切口技术修复了 22 名大中型肩袖撕裂的患者，随访平均 40 个月，他们的 Constant 评分、UCLA 评分、ASES 评分有了改善，满意率达到 86%[33]。Shinners 等在 2002 年报道中表明，治疗了 41 名患者，进行了 3 年随访，也取得了不错的结果[34]。

长期的随访也证实了此技术的持续疗效，Posada 等对小切口修复的患者分别进行了 2 年和 5 年随访，报道评分结果显示两者相同，表明此手术疗效并不随着时间而退变[35]。一篇相似报道通过对 2 年随访与 7 年随访结果进行比较，显示 2 年优良率为 74%，7 年优良率为 84%，再一次证实，手术效果随着时间的推移得到维持或进一步改善[36]。

有几篇文章对比了正式开放修复与小切口修复的效果并得出结论：两者结果相当。1995 年，Baker 报道了 37 例肩关节患者，20 例开放修复，17 例采用小切口修复，两组撕裂大小、术后满意率相同。采用小切口技术住院时间更短，更早恢复工作[37]。其他研究显示开放修复与小切口修复结果相似[38-40]。2001 年，Hata 等[39]显示采用小切口技术修复与开放修复相比，开始活动时间更早，恢复正常活动时间更快。总之，发表的文章都认为采用小切口修复肩袖的优良率更高，中小并发症更少，另外与开放式手术相比，采用小切口修复肩袖能更早地恢复功能，住院时间也更短。

最近，一些作者对小切口技术与纯关节镜技术进行了对比[40-44]。Ide 等对比了两组 50 名患者，分别进行小切口修复及纯关节镜修复，两组撕裂大小一致，采用 UCLA 评分结果无差异。Verma 等及 Youm 等发表相似文章都显示小切口技术与纯关节镜技术两种手术结果相同[43,44]。最后，Buess 等[41]将小切口修复与开放修复手术归为一组，与一组施行纯关节镜的病例做对比，两组结果相似，但此研究没把小切口组与开放修复区别开来，而是归为一组。所有这些研究都有设计问题，没有进行随机对照实验，只是进行了两种手术方式的对比。目前，加拿大正在进行一项多中心的随机对照实验[45]，对中小型撕裂采用的小切口技术与关节镜技术进行比较。此分析共招募了 250 名患者，观察两种技术的临床差异。此实验第一次尝试两种手术方式的确切对比。

总结

小切口修复技术是一种很成功的术式。多篇文章报道结果显示，通过采用比较有价值的测试结果统计，优良率很高。此技术与纯关节镜技术相比，技术要求相对小一些，但仍保留关节镜技术的优点。包括进行关节镜诊断，保护三角肌起点，住院时间短，术后疼痛轻，康复快。似乎多篇非随机的对照研究结果都显示比较小切口技术与纯关节镜技术较为类似，目前一项随机对照实验正在进行，以正式研究这个问题。对外科医生来说，既希望使用传统缝合技术穿针、打结，又想结合关节镜技术的优点，检查及治疗肩关节疾病，小切口技术是一种选择。尽管目前趋势是使用关节镜修复，现今没有明确证据显示关节镜技术优于小切口技术，在不久的将来，小切口技术仍是一种有用的术式。

（李明新 译 李世民 校）

参考文献

1. Matsen FA, Arntz CT. Rotator cuff tendon failure. In: Rockwood CA, Matsen FA, eds. *The Shoulder*. Philadelphia: Harcourt Brace Jovanovich, Inc. 1990:647–665
2. Yamaguchi K, Middleton WD, Hildebolt CF et al. The demographic and morphological features of rotator cuff disease. A comparison of asymptomatic and symptomatic shoulders. J Bone Joint Surg 2006;88: 1699–1704
3. Neer CS II. Anterior acromioplasty for the chronic impingement syndrome in the shoulder: a preliminary report. J Bone Joint Surg Am 1972;53:41–50
4. Codman EA. Complete rupture of the supraspinatous tendon: operative treatment with report of two successful cases. Boston Med Surg J 1911;164:708–710
5. Packer NP, Calvert PT, Bayley JIL et al. Operative treatment of chronic ruptures of the rotator cuff of the shoulder. J Bone Joint Surg Br 1983;65(B):171–175
6. Hawkins RJ, Misamore GW, Hobelka PE. Surgery for full thickness rotator cuff tears. J Bone Joint Surg Am 1985;67:1349–1355
7. Neer CS II, Flatow EL, Lech O. Tears of the rotator cuff. Long term results of anterior acromioplasty and repair. Orthop Trans 1988;12:735
8. Ellman H, Hanker G, Bayer M. Repair of the rotator cuff. End-result study of factors influencing reconstruction. J Bone Joint Surg Am 1986;68:1136–1144
9. Ellman H, Kay SP. Arthroscopic subacromial decompression for chronic impingement. Two to five year results. J Bone Joint Surg Br 1991;73:395–398
10. Gazielly DF, Gleyze P, Montagnon C. Functional and anatomical results of rotator cuff repair. Clin Orthop Relat Res 1994;304:43–53
11. Gupta R, Leggin BG, Iannotti JP. Results of surgical repair of full thickness tears of the rotator cuff. Orthop Clin North Am 1997;28:241–248
12. Bigliani L, Cordasco F, McIlveen S et al. Operative treatment of massive rotator cuff tears: long-term results. J Shoulder Elbow Surg 1992;1:120–130
13. Burman MS. Arthroscopy or the direct visualization of joints: an experimental cadaver study. J Bone Joint Surg Am 1931;13:669–695
14. Wantanabe M. Arthroscopy of the shoulder joint. In: Wantanabe M, ed. *Arthroscopy of Small Joints*. Tokyo: Igaku-Shoin;1985:45–46
15. Wiley AM, Older MB. Shoulder arthroscopy: investigations with a fibro-optic instrument. Am J Sports Med 1980;8:18
16. Yamaguchi K. Complications of rotator cuff repair. Tech Orthop 1997;12:33–41

17. Mansat P, Cofield RH, Kersten TE et al. Complications of rotator cuff repair. Orthop Clin North Am 1997;28:205–213

18. Karas EH, Iannotti JP. Failed repair of the rotator cuff: evaluation and treatment of complications. Instr Course Lect 1998;47:87–95

19. Levy HJ, Uribe JW, Delaney LG. Arthroscopic assisted rotator cuff repair: preliminary results. Arthroscopy 1990;6:55–60

20. Gartsman GM, Taverna E. The incidence of glenohumeral joint abnormalities associated with full thickness, repairable rotator cuff tears. Arthroscopy 1997;13:450–455

21. Miller C, Savoie FH. Glenohumeral abnormalities associated with full-thickness tears of the rotator cuff. Orthop Rev 1994;23:159–162

22. Gardner MJ, Griffith MH, Dines JS et al. The extended anterolateral acromial approach allows minimally invasive access to the proximal humerus. Clin Orthop Relat Res 2005;434:123–129

23. St. Pierre P, Olson EJ, Elliott JJ et al. Tendon healing to cortical bone compared with healing to cancellous trough. A biochemical and histological evaluation in goats. J Bone Joint Surg 1995;77: 1858–1866

24. Ma CB, Comerford L, Wilson J et al. Biomechanical evaluation of arthroscopic rotator cuff repairs: double-row compared with single-row fixation. J Bone Joint Surg Am 2006;88(2):403–410

25. Fealy S, Kingham TP, Altchek DW. Mini-open RTC repair using a two-row fixation technique: outcomes analysis in patients with small, moderate, and large rotator cuff tears. Arthroscopy 2002; 18:665–670

26. Bungaro P, Rotini R, Traina F et al. Comparative and experimental study on different tendinous grasping techniques in rotator cuff repair: a new reinforced stitch. Chir Organi Mov 2005;90(2):113–119

27. Paulos LE, Kody MH. Arthroscopically enhanced "miniapproach" to rotator cuff repair: preliminary results. Arthroscopy 1990;6:55–60

28. Liu SH. Arthroscopically assisted rotator cuff repair. J Bone Joint Surg Br 1994;76:592–595

29. Blevins FT, Warren RF, Cavo C, Altchek DW, Dines D, Palletta G, Wickiewicz TL. Arthroscopic assisted rotator cuff repair: results using a mini-open deltoid splitting approach. Arthroscopy 1996;12:50–59

30. Werner JJ, Goitz RJ, Irrgang JJ et al. Arthroscopic-assisted rotator cuff repair: patient selection and treatment outcome. J Shoulder Elbow Surg 1997;6: 463–472

31. Pollock RG, Flatow EL. The rotator cuff: full-thickness tears: mini-open repair. Orthop Clin North Am 1997;28: 169–177

32. Park JY, Levine WN, Marra G et al. Portal-extension approach for the repair of small and medium rotator cuff tears. Am J Sports Med 2000;28:312–316

33. Hersch JC, Sgaglione NA. Arthroscopically assisted mini-open rotator cuff repairs: functional outcome at two- to seven-year follow-up. Am J Sports Med 2000;28:301–311

34. Shinners TJ, Noordsij PG, Orwin JF. Arthroscopically assisted mini-open rotator cuff repair. Arthroscopy 2002;18:21–26

35. Posada A, Uribe JW, Hechtman KS et al. Mini-deltoid splitting rotator cuff repair. Do results deteriorate with time? Arthroscopy 2000;16:137–141

36. Zandi H, Coghlan JA, Bell SN. Mini-incision rotator cuff repair: a longitudinal assessment with no deterioration of result up to 9 years. J Shoulder Elbow Surg 2006;15:135–139

37. Baker CL, Liu SH. Comparison of open and arthroscopically assisted rotator cuff repairs. Am J Sports Med 1995;23:99–104

38. Weber SC, Schaefer R. "Mini-open" versus traditional open repair in the management of small and moderate size tears of the rotator cuff. Arthroscopy 1993;9: 365–366

39. Hata Y, Saitoh S, Murakami N et al. A less invasive surgery for rotator cuff tear: mini-open repair. J Shoulder Elbow Surg 2001;10:11–16

40. Ide J, Maeda S, Takagi K. A comparison of arthroscopic and open rotator cuff repair. Arthroscopy 2005;21: 1090–1098

41. Buess E, Steuber K, Waibl B. Open versus arthroscopic rotator cuff repair: a comparative view of 96 cases. Arthroscopy 2005;21:597–604

42. Sauerbrey AM, Getz CL, Piancastelli M et al. Arthroscopic versus mini-open rotator cuff repair: a comparison of clinical outcome. Arthroscopy 2005;21:1415–1420

43. Verma NN, Dunn W, Adler RS et al. All-arthroscopic versus mini-open rotator cuff repair: a retrospective review with minimum 2-year follow-up. Arthroscopy 2006;22:587–594

44. Youm T, Murray DH, Kubiak EN et al. Arthroscopic versus mini-open rotator cuff repair: a comparison of clinical outcomes and patient satisfaction. J Shoulder Elbow Surg 2005;14:455–459

45. Macdermid JC, Holtby R, Razmjou H et al. All-arthroscopic versus mini-open repair of small or moderate-sized rotator cuff tears: a protocol for a randomized trial. BMC Musculoskelet Disord 2006; 7:11

第 5 章

微创治疗大结节骨折

Brian Magovern, Xavier Duralde, and Guido Marra

肱骨近端骨折常会分成 4 个部分：肱骨干、大结节、小结节以及关节面部分[1]。Neer 的分类依据是每一部分是否移位超过 1cm，或成角超过 45°。Neer 在一篇回顾性综述中发现，85% 的骨折移位很小，采用非手术治疗获得了满意疗效。按照上述标准，移位的两部分大结节骨折采用切开复位内固定术进行治疗[1,2]。

但几名作者提倡对大结节骨折需要采用更积极的治疗。当大结节移位超过 5mm，特别是向上移位时，建议采用切开复位内固定术[3-5]。导致大结节移位的主要力量来自冈上肌、冈下肌及小圆肌，牵拉着骨块向上和/或向后移位。大结节向上移位畸形愈合后会引起疼痛性撞击综合征，向后移位会导致外旋活动受限，畸形愈合会给治疗带来很大挑战[6-8]。

在骨科手术领域，采用微创治疗已经越来越流行，例如采用双切口进行全髋关节置换[9]，以及微创腰椎间盘摘除术[10]。最近大量研究集中于微创骨折治疗，如肌肉下放置钢板治疗长骨骨折[11-15]。与传统方法相比，施行微创手术时，通过有限的软组织及骨膜剥离，可以提高愈合率，加速康复以及改善美观程度。治疗比较复杂的肱骨近端骨折时，胸大肌-三角肌入路比较常用。而针对单独大结节骨折，有一些创伤比较小的手术方法，其中包括关节镜治疗[16-21]、经皮穿针固定[22]以及三角肌上方劈裂入路切开复位[5,7,23,24]，下面将逐一讨论。

术前计划/影像

单独大结节骨折不太常见[7]，常会被忽视[25]。将近 15% 伴有盂肱关节脱位[19]（图 5.1），术前仔细进行血管神经评估是很关键的。因为很多肱骨近端骨折患者是老年人，常常患有明显的内科疾患，标准的术前计划需要进行适当的内科评估。

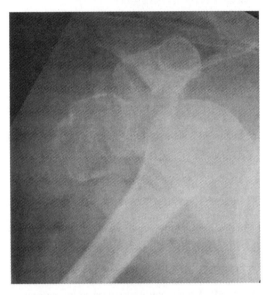

图 5.1 盂肱关节脱位伴有大结节骨折。

完整的放射科检查需要拍前后位（AP）片、穿胸位片及腋位片（图 5.2 至图 5.4）。如果患者不能忍受腋位像的体位，则可拍改良腋位片替代。旋转的前后位片对明确移位可以提供额外的信息[26]。大量研究表明，对肱骨近端骨折进行分类时，由于阅片者的差异，使一致性很差[27-29]，从而导致明确大结节移位程度很具有挑战性。大结节向后移位时，如果拍前后位（AP）片，由于肱骨头的阻挡不好看清，最好采用腋位像[30]。但当大结节向上移位时，外旋后的前后位片最好观察[26]。最近通过尸体解剖发现，通过标准的 4 个位置的拍片（内旋下的 AP 片、外旋下的 AP 片、穿胸位及腋位片），在大结节骨折的治疗选择上有了较大的统一性[26]。

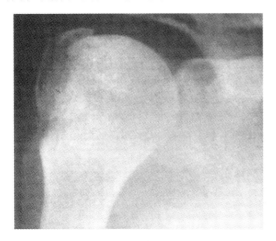

图 5.2 AP 位可见大结节向上移位。

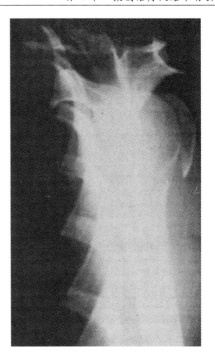

图 5.3 穿胸位。

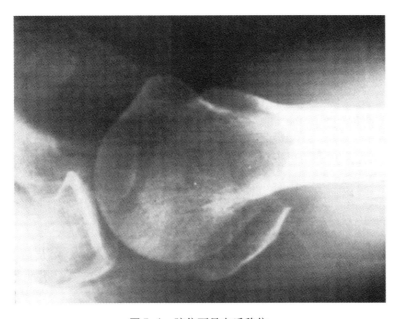

图 5.4 腋位可见向后移位。

CT 的使用可以增加骨折分类的可靠性，有助于选择治疗方式[29]（图 5.5）。但其他一些作者发现，CT 对大结节骨折评估及治疗没什么帮助[31]。在所有病例中，必须先进行高质量的 X 线片检查，并仔细阅片，然后再决定是否采取进一步的影像检查及治疗。采用微创技术固定时，直视复位有一定限制，术中需要进行放射检查证实复位情况。

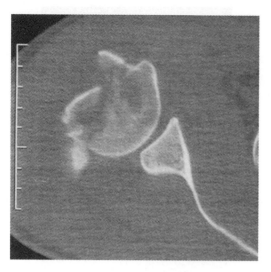

图5.5 CT 扫描可见大结节骨折。

手术治疗大结节移位骨折

关节镜修复大结节骨折

与传统开放式技术相比，肩关节镜可以很好地看清盂肱关节、肩峰下间隙，对肩关节损伤也很小。肩关节镜技术目前已经被广泛接受，在很多肩关节疾病处理时都可作为一种选择[32-34]。与报道的关节镜治疗桡骨远端及胫骨平台骨折相似[35,36]，在肩部骨折时，肩关节镜可以辅助及评估骨折的治疗[16-21,37-39]。Schai 等对 80 例肩胛带骨折采用诊断性关节镜技术，作者发现很大比例的患者有继发软组织损伤，如关节盂撕裂（传统的影像技术不能发现）[37]。Carro 等报道[38]，在关节镜辅助下，经皮穿针固定关节盂边缘骨折，取得了非常满意的疗效。Kim 等[39] 通过对 23 名患者（大结节骨折移位很小，6 个月后仍持续疼痛）关节镜检查，发现所有患者都存在部分厚度的肩袖损伤。

Geissler 等[16] 在 1994 年第一个报道了采用关节镜固定大结节骨折。从那以后，报道关节镜治疗大结节骨折的文章越来越多[18-21]。但采用关节镜治疗大结节骨折有个前提，就是骨质量要好，不能粉碎，从而能使用 2~3

枚螺钉固定。

Bonsell 等报道[19]，与传统的切开复位内固定（ORIF）相比，关节镜治疗有四大优点：①关节镜可以让术者直视关节内其他病变，如 Bankart 损伤及关节软骨缺损；②采用关节镜器械可以清除血肿及对骨折部位清创；③关节镜的放大作用，可以允许更精确地解剖、复位大结节骨折块；④不用切断三角肌，理论上会减少腋神经损伤的风险以及加速术后三角肌的功能恢复。手术可以采用沙滩椅位[18,20]或侧卧位[19,21]。现将 Taverna 等[20] 描述的手术技术简述如下。

手术技术

第一个后入口比常用的经典入口要偏上外一些（肩峰后外角内 0.5cm 再向下 0.5cm），前面做一开口用于评估盂肱关节。发现盂唇损伤或其他软组织损伤时，就要一起修复。此时检查肩峰下间隙，用穿刺针做一外侧入口。一旦发现骨折，即彻底清除血肿，骨折面用刨削器清除所有纤维组织，用磨钻清理断端。经外侧口插入一钝性套管针，推动大结节骨块向前下复位。也可以采用一抓紧器经过前方入口，通过牵拉肩袖复位骨折。一旦经关节镜证实骨折复位，在关节镜指导下经皮打入 2 枚克氏针，深入到软骨下骨。将空心钉（带垫片，也可不带垫片）经导针拧入直至可以对骨折块进行加压。此时再采用透视检查复位质量。报道的空心钉直径为 3.5~7.0mm。使用关节镜检查螺钉有没有穿透关节面。采用标准方法关闭伤口。

结果

Geissler 等[16]对 14 名大结节骨折患者采用了关节镜固定。根据 Neer 的 100 分评估，术后 14 个月平均得分 92 分。值得注意的是，术中关节镜发现 93% 的患者有继发性软组织病变。Gartsman 等报道[18]，使用关节镜治疗了一例急性创伤性盂肱关节前脱位合并大结节骨折，术中作者使用一枚 7.0mm 空心钉固定大结节时，修复了 Bankart 损伤。经过 2 年随访，患者完全恢复了肩关节的活动范围及力量，而且无痛感，拍片显示骨折愈合。据 Bonsell 及 Buford 报道[19]，在侧卧位使用两枚 4.5mm 空心钉，在关节镜辅助下复位及固定大结节。作者发现侧卧位下，上臂处于外展位，骨折接近解剖位置。术后立即开始钟摆样练习，2 个月后肩关节运动范围完全正常，活动不受限。手术时不用进入肩峰下间隙。Taverna 等报道[19]，自 1997 年以来，使用此技术治疗的患者，取得了明显的疗效。

尽管没有对照组，但这些结果很令人信服。关节镜辅助下固定大结节，可以减少切开复位技术的弊病，利于患者快速康复、减轻疼痛、改善外观。关节镜技术也可允许同时治疗相关病变，但此技术需要一定的技巧，有一个比较陡的学习曲线，另外不是所有的大结节骨折都适于关节镜固定。如果通过关节镜不能达到解剖复位，则必须转为切开复位[18-21]。

经皮固定

对一些患者来说，闭合复位后，经皮穿针技术也是一种可靠的方法[22,23,40]。尽管此技术不像用钢板、螺钉固定那样坚固[41]，但当患者骨质量较好且为非粉碎性骨折时，可

以使用[23]。闭合复位的位置必须能够接受，这点很重要；与切开复位相比，经皮技术的一个主要优势是没有切开软组织，医源性缺血坏死的风险很小。

单独讲述经皮固定大结节骨折的报道很少。Chen 等报道经皮固定了 19 名肱骨近端骨折患者[22]。两名单独的大结节骨折患者采用了经皮穿针结合螺钉固定，术后 28 个月按照 Neer 的标准，都取得了非常好的疗效[22]。由于肩袖的牵拉作用，复位大结节骨折具有挑战性。如果闭合复位不满意，则需要进行切开复位。克氏针固定时与复杂肱骨近端骨折相似。

上方三角肌劈裂入路

对大多数移位的肱骨近端骨折来说，胸大肌三角肌入路是最好的显露方法。大结节骨折比较特殊，因为可以采取上方三角肌劈裂入路显露（图 5.6）。实际上，此小切口可以简化操作，使手术视野更好，比胸大肌三角肌入路更简便[7]。外侧显露也可以减少缺血性坏死的风险，因为此入路对肱二头肌间沟的损伤较小[42]。对复杂的肱骨近端骨折，可以采用双切口技术，外侧入路复位大结节，胸大肌三角肌入路显露其他骨块[43]。

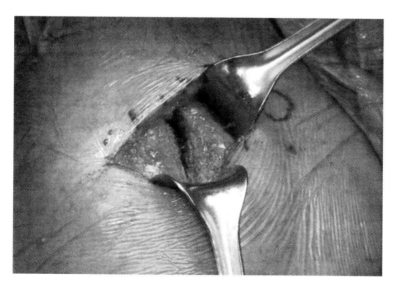

图 5.6　上方三角肌劈裂入路。

手术入路

在肩峰的外侧 Langer 线做一 4~5cm 的切口[7,24]。在表浅的脂肪与三角肌筋膜间做钝性分离。在肩峰前外交界处顺三角肌肌肉纤维方向劈开三角肌筋膜，可以根据大结节骨块大小及移位程度，劈裂口可以向后移一下。此入路最大的危险是可能损伤腋神经的分支（据报道它在肩峰前外侧的远端 3~5cm)[44,45]。如果愿意的话，可以在三角肌下做一缝线标记，以保护神经。术中注意不要损伤三角肌的肩峰起点，必要的情况下可以

游离远端腋神经后，进行延长[46]。

在大结节骨块上或肩袖上穿几根缝线，以利于安全移动骨块（图5.7）。一旦骨块松解可以复位了，根据骨质量、粉碎程度及骨块大小，有几种固定方法可供选择，包括螺钉[47,48]、钢丝、缝线[7]。由于肩袖的牵拉致畸作用及大结节骨块质量差[49]，要想将大结节在解剖位置牢固固定，是比较具有挑战性的。老年患者中的大结节的骨皮质可能呈鸡蛋壳样，下面仅有少量松质骨，螺钉固定不牢固[49,50]。此部位最强有力的是肩袖组织，需要利用肩袖进行稳定固定[7,24]。

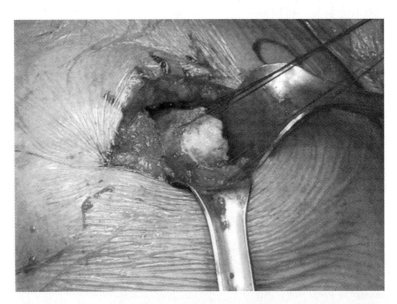

图5.7 使用牵拉缝线控制骨块。

有报道称，采用粗的不可吸收缝线取得了满意的疗效[7,24]。通过在骨折邻近部位，向骨折处钻孔缝合进行固定。下面的章节，将描述使用缝合锚及环扎线缝合修复。

缝合锚技术

对移位的两部分大结节骨折来说，采用的传统修复技术类似于肩袖修复技术，即采用不可吸收缝线环扎技术。应用此技术时，拉紧缝线有导致过度复位的风险，

这会导致大结节向远端移位，直到大结节骨块远端移位到肱骨干钻孔处（图5.8和图5.9）。如果大结节粉碎，则大结节会更大地向下移位，使肩袖相对于肱骨头复位于非解剖位置。

此技术应用在肩袖损伤时，可以使肩袖组织与结节更好地接触；当此技术被轻微改动应用于骨折处理时，可以把肌腱精确解剖复位于肱骨头，对大结节确切加压，获得充分的骨折愈合[24]。

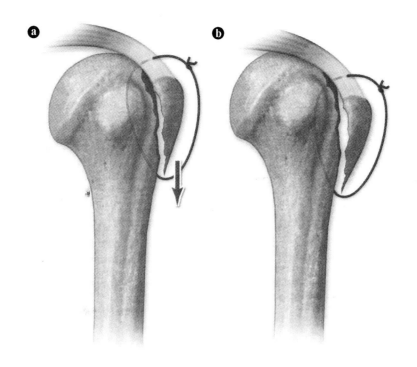

图 5.8 (a, b) 骨折块过度复位。

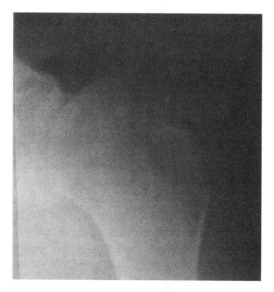

图 5.9 前后位 X 线片显示大结节愈合于过度复位的位置。

采用三角肌上部劈裂入路,可以用于显露大结节移位骨折,是否要联合行肩峰成形术。主要取决于肩峰形态及肩袖疾病。找到大结节及肩袖,使用 0 号不可吸收缝线缝在肩袖与大结节结合处。仅仅清除血肿,不做骨的清创,准备好大结节骨床,在大结节骨床与关节面之间打一排锚钉(图 5.10)。锚钉于 45°打入肱骨头,呈一死角。锚钉的缝线直接穿过大结节的骨—腱结合部位(图5.11)。

在距离骨缺损约 1cm 的肱骨干处钻一排孔,不可吸收缝线(5 号)经肱骨干编织穿入骨折面。这些缝线采用环扎方式穿过肩袖肌腱的腱骨交界处,系紧缝合锚缝线,使肩袖相对于肱骨头解剖复位。如果存在明显的骨缺损,可以将碎松质骨块及脱钙骨基质移植在大结节骨床上(图 5.12 至图 5.14)。收紧环扎缝线,对骨折块进行加压。使用 0 号不可吸收缝线编织缝合三角肌。如果出血较多,则做一个引流。

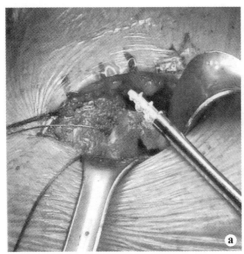 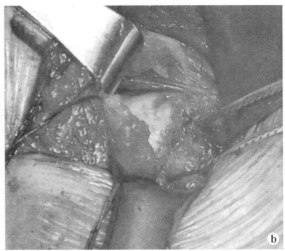

图 5. 10 　（a）缝合锚钉。（b）缝合锚钉在关节边缘植入。

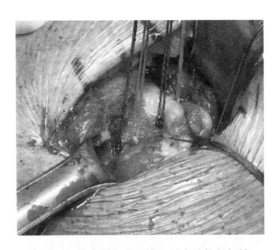

图 5. 11 　缝合锚钉的缝线经过肩袖拉紧打结。

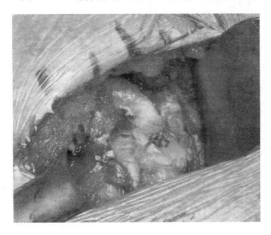

图 5. 12 　环扎缝线经过骨块系紧，达到对骨折的加压。

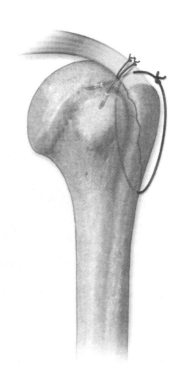

图 5. 13 　图片显示缝线结构。

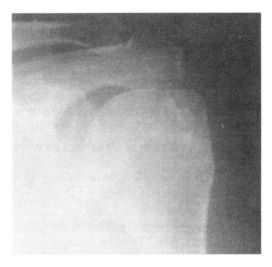

图 5.14　大结节骨折块复位于解剖位置。

结果

　　关于单独处理大结节骨折的文献很少。许多研究大结节骨折治疗及疗效的文章，都是把大结节骨折与复杂的（三部分或四部分）肱骨近端骨折一起研究的，使我们不好将大结节骨折的治疗单独提出来。Flatow 等[7]在治疗 12 例大结节骨折时，使用上方三角肌劈裂入路，采用粗的不可吸收缝线固定。经过 5 年随访，12 名患者都取得了很好的疗效，拍片显示所有骨折愈合，而且没有复位丢失，患者愈后主动上举超过 170°，外旋达 63°；患者可以触及后背，平均达到第九胸椎。Park 等[24]治疗了 27 名二部分或三部分肱骨骨折，手术方式与 Flatow 的相似，获得了 89% 的优良率。尽管作者没有单独将二部分骨折结果提出来，但他们发现不同分型骨折差异不大。Chun 等[48]报道了 137 例肱骨近端骨折，24 例患者存在大结节骨折，10 例采用切开复位内固定。其中 8 例采用螺钉固定。11 例患者中 8 例患者的疗效显著，作者没有单独评价患者是采用保守治疗，还是采用手术治疗。

术后处理

　　术后患肢进行吊带固定。术后第一天开始在指导下的安全范围内被动活动，活动范围取决于术中情况。前 6 周进行被动练习，然后患者开始辅助下的主动练习。术后 10 ~ 12 周时，一旦 X 线片显示骨折愈合，即开始抗阻力练习。在存在其他软组织损伤的情况下，康复训练可以做适当调整。

并发症

　　报道大结节骨折手术并发症的文献不多。与其他手术一样，大结节骨折手术也可出现感染、出血、麻醉相关的并发症。在 Flatow[7]的文章中，有一名患者在术后出现腋神经麻痹，术后 9 个月后完全恢复，取得了良好的结果。在 Park[24]的文章中，一名患者在术后 6 个月，由于关节囊粘连需要进行关节镜松解，最终疗效不满意。为达到不错的效果，术中解剖复位及保护腋神经是避免并发症的两个重要因素。

总结

　　大结节骨折移位后，如果未发现及适当治疗，会导致明显的功能障碍。即使采用最新的影像学技术，对骨折进行适当的辨别及分类也都具有挑战性。与其他肱骨近端骨折相比，大结节骨折手术修复的要求更高。随着微创技术的普及，微创手术由于对软组织的损伤小，有潜在恢复速度快的特点，因此越来越吸引人。由于可以采用好几种方法固定，所以大结节骨折比较特殊。

　　报道中采用关节镜及关节镜辅助的固定技术很多，而且都有令人信服的临床疗效。如果不能达到满意的复位，则必须切开复位。对单独大结节骨折来说，闭合复位经皮穿针固定尽管很少使用，但仍是一种可选择术式。如果采用切开复位，上方的三角肌劈裂入路可以很好地暴露，比三角肌胸大肌入路治疗肱骨近端骨折的损伤更小。内固定有几种选择，包括螺钉及粗线固定。如果骨质量很差或骨折粉碎严重，则基本不用螺钉固定。此时，肩袖是最强有力的修复结构，缝线经骨隧道及肩袖固定，可以获得非常满意的疗效。使用双层缝合锚钉的缝合技术，像前面叙述的那样，允许解剖复位，通过肩袖对大结节骨折块进行加压，固定于肱骨头上。以上所有手术目的与传统手术目的相同，就是使内固定牢固，允许早期活动。

（李明新 译　李世民 校）

参考文献

1. Neer CS II. Displaced Proximal Humeral Fractures. Part I. Classification and Evaluation. *J Bone Joint Surg* 1970;52-A:1077–1089

2. Neer CS II. Displaced Proximal Humeral Fractures. Part II. Treatment of Three-Part and Four-Part Displacement. *J Bone Joint Surg* 1970;52-A: 1090–1103

3. McLaughlin HL. Dislocation of the Shoulder with Tuberosity Fracture. *Surg Clin North Am* 1963;43: 1615–1620

4. Levy AS. Greater Tuberosity Fractures of the Humerus. *Orthop Trans* 1998;22:594

5. Green A, Izzi J. Isolated Fractures of the Greater Tuberosity of the Proximal Humerus. *J Shoulder Elbow Surg* 2003;12:641–649

6. Hawkins RJ, Angelo RL. Displaced Proximal Humeral Fractures. Selecting Treatment, Avoiding Pitfalls. *Orthop Clin North Am* 1987;18:421–431

7. Flatow EL, Cuomo F, Maday MG, et al. Open Reduction and Internal Fixation of Two-Part Displaced Fractures of the Greater Tuberosity of the Proximal Part of the Humerus. *J Bone Joint Surg* 1991; 73-A:1213–1218

8. Berdjiklian PK, Iannotti JP, Norris TR, et al. Operative Treatment of Malunion of a Fracture of the Proximal Aspect of the Humerus. *J Bone Joint Surg* 1998;80A:1484–1497

9. Berger RA. Total Hip Arthroplasty Using the Minimally Invasive Two-Incision Approach. *Clin Orthop Relat Res* 2003;417:232–241

10. Yeung AT, Tsou PT. Posterolateral Endoscopic Excision for Lumbar Disc Herniation: Surgical Technique, Outcome, and Complications in 307 Consecutive Cases. *Spine* 2002;27:722–731

11. Collinge CA, Sanders RW. Percutaneous Plating in the Lower Extremity. *J Am Acad Orthop Surg* 2000;8:211–216

12. Schandelmaier P, Partenheimer A, Koenemann B, et al. Distal Femoral Fractures and LISS Stabilization. *Injury* 2001;32 (S3): SC55–SC63

13. Fankhauser F, Gruber G, Schippinger G, et al. Minimal-invasive Treatment of Distal Femoral Fractures with the LISS (Less Invasive Stabilization System): A Prospective Study of 30 Fractures with a Follow up of 20 Months. *Acta Orthop Scand* 2004;75:56–60

14. Anglen J, Choi L. Treatment Options in Pediatric Femoral Shaft Fractures. *J Orthop Trauma* 2005;19: 724–733

15. Boldin C, Fankhauser F, Hofer HP, Szyszkowitz R. Three-Year Results of Proximal Tibia Fractures Treated with the LISS. *Clin Orthop Relat Res* 2006;445:222–229

16. Geissler WB, Petrie SG, Savoie FH. Arthroscopic Fixation of Greater Tuberosity Fractures of the Humerus (Abstract). *Arthroscopy* 1994;10:344

17. Gartsman GM, Taverna E. Arthroscopic Treatment of Rotator Cuff Tear and Greater Tuberosity Fracture Nonunion. *Arthroscopy* 1996;12:242–244

18. Gartsman GM, Taverna E, Hammerman SM. Arthroscopic Treatment of Acute Traumatic Anterior Glenohumeral Dislocation and Greater Tuberosity Fracture. *Arthroscopy* 1999;15:648–650

19. Bonsell S, Buford DA. Arthroscopic Reduction and Internal Fixation of a Greater Tuberosity Fracture of the Shoulder: A Case Report. *J Shoulder Elbow Surg* 2003;12:397–400

20. Taverna E, Sansone V, Battistella F. Arthroscopic Treatment for Greater Tuberosity Fractures: Rationale and Surgical Technique. *Arthroscopy* 2004;20:e53–e57

21. Carrera EF, Matsumoto MH, Netto NA, Faloppa F. Fixation of Greater Tuberosity Fractures. *Arthroscopy* 2004;20:e109–e111

22. Chen C, Chao E, Tu Y, et al. Closed Management and Percutaneous Fixation of Unstable Proximal Humerus Fractures. *J Trauma* 1998;45:1039–1045

23. Williams GR, Wong KL. Two-part and Three-part Fractures: Open Reduction and Internal Fixation Versus Closed Reduction and Percutaneous Pinning. *Orthop Clin North Am* 2000;31:1–21

24. Park MC, Murthi AM, Roth NS, et al. Two-part and Three-part Fractures of the Proximal Humerus Treated with Suture Fixation. *J Orthop Trauma* 2003;17:319–325

25. Ogawa K, Yoshida A, Ikegami H. Isolated Fractures of the Greater Tuberosity of the Humerus: Solutions to Recognizing a Frequently Overlooked Fracture. *J Trauma* 2003;54:713–717

26. Parsons BO, Klepps SJ, Miller S, et al. Reliability and Reproducibility of Radiographs of Greater Tuberosity Displacement. *J Bone Joint Surg* 2005;87A:58–65

27. Sidor ML, Zuckerman JD, Lyon T, et al. The Neer Classification System for Proximal Humeral Fractures. An Assessment of Interobserver Reliability and Intraobserver Reproducibility. *J Bone Joint Surg* 1993;75A:1745–1750

28. Siebenrock KA, Gerber C. The Reproducibility of Classification of Fractures of the Proximal End of the Humerus. *J Bone Joint Surg* 1993;75A:1751–1755

29. Bernstein J, Adler L, Blank JE, et al. Evaluation of the Neer System of Classification of Proximal Humeral Fractures with Computerized Tomographic Scans and Plain Radiographs. *J Bone Joint Surg* 1996;78A: 1371–1375

30. Blaine TA, Bigliani LU, Levine WN. Fractures of the Proximal Humerus. In: Rockwood CA, et al (eds.) *The Shoulder*. Philadelphia: Saunders, 2004, pp. 355–412

31. Sjoden GO, Movin T, Guntner P, et al. Poor Reproducibility of Classification of Proximal Humerus Fractures. Additional CT of Minor Value. *Acta Orthop Scand* 1997;68:239–242

32. Burkhart SS, Lo IKY. Arthroscopic Rotator Cuff Repair. *J Am Acad Orthop Surg* 2006;14:333–346

33. Kim S, Ha K, Kim S. Bankart Repair in Traumatic Anterior Shoulder Instability: Open Versus Arthroscopic Technique. *Arthroscopy* 2002;18: 755–763

34. Nam EK, Snyder SJ. The Diagnosis and Treatment of Superior Labrum, Anterior and Posterior (SLAP) Lesion. *Am J Sports Med* 2003;31:798–810

35. Lubowitz JH, Elson WS, Guttmann D. Part I: Arthroscopic Management of Tibial Plateau Fractures. *Arthroscopy* 2004;20:1063–1070

36. Ruch DS, Vallee J, Poehling GG, et al. Arthroscopic Reduction Versus Fluoroscopic Reduction in the Management in the Management of Intra-articular Distal Radius Fractures. *Arthroscopy* 2004;20: 225–230

37. Schai PA, Hintermann B, Koris MJ. Preoperative Arthroscopic Assessment of Fractures About the Shoulder. *Arthroscopy* 1999;15:827–835

38. Carro LP, Nunez MP, Llata JIE. Arthroscopic-Assisted Reduction and Percutaneous External Fixation of a Displaced Intra-articular Glenoid Fracture. *Arthroscopy* 1999;15:211–214

39. Kim S, Ha K. Arthroscopic Treatment of Symptomatic Shoulders with Minimally Displaced Greater Tuberosity Fracture. *Arthroscopy* 2000;16:695–700

40. Jaberg H, Warner JJP, Jakob RP. Percutaneous Stabilization of Unstable Fractures of the Humerus. *J Bone Joint Surg* 1992;74-A:508–515

41. Naidu SH, Bixler B, Capo JT, et al. Percutaneous Pinning of Proximal Humerus Fractures: A Biomechanical Study. *Orthopaedics* 1997;20: 1073–1076

42. Gerber C, Schneeberger AG, Vinh T. The Arterial Vascularization of the Humeral Head: An Anatomical Study. *J Bone Joint Surg* 1990;72A:1486–1494

43. Gallo RA, Zeiders GJ, Altman GT. Two-Incision Technique for Treatment of Complex Proximal Humerus Fractures. *J Orthop Trauma* 2005;19:734–740

44. Burkhead WZ, Scheinberg RR, Box G. Surgical Anatomy of the Axillary Nerve. *J Shoulder Elbow Surg* 1992;1:31–36

45. Hoppenfeld S, de Boer P. The Shoulder, In: Hoppenfeld S, de Boer P (eds.) *Surgical Exposures in Orthopaedics: The Anatomic Approach*. Philadelphia: Lippincott, 1994, pp. 1–50

46. Gardner MJ, Griffith MH, Dines JS, et al. The Extended Anterolateral Acromial Approach Allows Minimally Invasive Access to the Proximal Humerus. *Clin Orthop Relat Res* 2005;434:123–129

47. Paavolainen P, Bjorkenheim J, Slatis P, Paukku P. Operative Treatment of Severe Proximal Humeral Fractures. *Acta Orthop Scand* 1983;54:374–379

48. Chun J, Groh GI, Rockwood CA. Two-Part Fractures of the Proximal Humerus. *J Shoulder Elbow Surg* 1994;3:273–287

49. Hawkins RJ, Kiefer GN. Internal Fixation Techniques for Proximal Humeral Fractures. *Clin Orthop Relat Res* 1987;223:77–85

50. Earwaker J. Isolated Avulsion Fracture of the Lesser Tuberosity of the Humerus. *Skeletal Radiol* 1990;19: 121–125

第 6 章

肱骨近端四部分骨折小切口内固定术

Jim C. Hsu, and Leesa M. Galatz

肱骨近端骨折治疗起来非常棘手。周围的旋转肌腱袖使得骨折复位的术中评价，尤其是那些涉及关节面的骨折复位更加困难。即使应用切开复位内固定术固定的骨折，术中也需要在透视引导下完成，以确保解剖复位。关节表面和周围的肌腱袖之间的解剖关系，对最终的预后有重要影响。而且，当肌腱袖对大结节施加很强的变形力量时，也很难维持固定状态，通常是由于骨质量差，不能很好地承受内固定物。尽管这样，很多不稳定的肱骨近端骨折用既定的切开复位内固定方法可获得成功治疗。

肱骨近端四部分骨折，由 Neer[1,2] 分型，是一种特殊类型。从历史角度来看，固定后有缺血坏死的风险。因此，Neer 建议用半关节置换术治疗这种骨折。但是，肱骨近端四部分骨折的一个亚型是四部外翻压缩骨折，相对来说易于复位内固定。Neer 在他最初的分类系统中未纳入该型。但是，在最近的 AO/ASIS 分型中，外翻压缩型四部分骨折[3] 是微创内固定中的理想选择，是这一章的讨论重点。

微创技术在骨科下属的很多领域都是热门的话题。最近很多文献都包含了很多股骨、胫骨和胫骨 Pilon 骨折的经皮内固定术[4-6]。保持血液流通及减少软组织剥离的原则在骨折固定中越来越受重视。对于肱骨近端骨折治疗来说，在过去的几年中报道了一些经皮内固定成功的病例[7-9]。在选择的病例中，经皮钉内固定可保护软组织层的完整性和骨膜的血运，与此同时获得并维持稳定的复位。其他潜在的优势包括更小的切口、更少的剥离和更小的瘢痕。微创的手术入路可以使肌腱袖和三角肌的损伤减少到最小，根据经验也可能减少手术时间。同时，手术仍然是困难的，技术上要求高超的手术操作，经皮内固定治疗肱骨近端外翻压缩型四部分骨折显示出潜在的用处。这一章讨论外翻压缩型骨折特征，详述、总结了微创内固定的技术。

历史回顾

经皮斯氏针已经用于肱骨近端骨折的多种亚型当中（表 6.1）。Bohler[10] 开始描述了一种闭合复位螺钉内固定技术治疗青少年肱骨最近端骺部骨折。这些技术在最近几年有所修改，在老年人身上开始了越来越多手术治疗。在 1991 年，Jakob[11] 报道治疗 19 例外翻压缩型四部分肱骨近端骨折，5 例患者为闭合复位。首次描述了用最少的软组织切开来抬高被外翻压缩的关节骨折块，以保护肱骨近端的血液流通。外翻压缩型四部分骨折从外形上来看比起其他四部分骨折的，缺血坏死发病率有明显降低。在 1995 年，Resch 报道了 22 例患者切开复位内固定的外翻压缩型肱骨近端骨折，进一步明确了该骨折是一种不需要做半关节成形术的骨折。事实上，这些研究的结果显示内固定后的疗效，好于半关节成形术的历史疗效。

在 1992 年，Jaberg 等[7] 报道了通过经皮稳定系统治疗 54 例肱骨近端各类型骨折。在这些病例中，要进行闭合复位，并以顺行和逆行穿针放置克氏针来固定骨折。Resch 等[8] 后来报道了关节经皮内固定治疗三部分和四部分肱骨近端骨折，作者描述了用尖端钩形牵引器经皮在肩峰下间隙来复位大结节，提升肱骨关节面来治疗外翻压缩型四部分骨折。

移位较小的骨折[3]"和移位很小的骨折[14]。14%的肱骨头骨折是外翻压缩型的。关节部分被压缩进入干骺端，导致大小结节的撕脱骨折伴有通过解剖颈的线性骨折（图6.1a，b）。经由结节的血液供应到关节部分被破坏是肱骨头血液流通的主要来源；肱骨旋动脉前侧上升到前外侧分支[15,16]，在进入肱骨头的这一点上遭到破坏，是在结节间沟的区域。仅存的血液供应经由骨膜的内侧部分。多数血管沿关节囊下部向上，骨膜从肱骨旋动脉的前后到解剖颈内侧部分的载骨矩部分。关节部分外侧的移位会部分损伤骨膜的反折部分，随后打破血管持续的血液供应。由此，一个真正的外翻压缩型肱骨头骨折将被压缩，因此内侧反折活动部分是完整的，所有外侧股骨头移位骨块有缺血坏死的高发生率[12]。

表6.1 适合经皮钉固定的骨折

二部分	外科颈
	大结节
	小结节
三部分	外科颈/大结节
	外科颈/小结节
四部分	外翻压缩型

*未伴有后移位的骨折。

解剖要点

四部分外翻压缩型肱骨近端骨折已被描述为"带有向下半脱位的压缩"[13]，"压缩伴

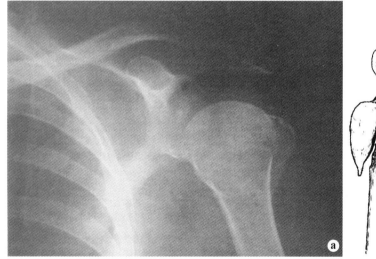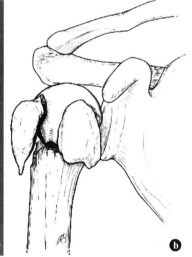

图6.1 （a）外翻压缩型四部分骨折的前后位X线片显示内侧骨膜转折部完好无损，而大结节撕脱并向外侧移位。（b）外翻压缩型四部分骨折线条图还显示出另一个叠加的小结节块骨折，使其成为真正的四部分骨折。

经皮钉固定的适应证

要手术治疗不稳定肱骨近端骨折取得成功，不考虑入路或内置物的选择，均取决于下列一些关键因素：①解剖复位；②稳定内固定；③软组织的精心保护。钢板固定可提供可

靠和稳定的重建（在骨质良好的患者中）。这种手术方法和钢板的应用需要更广泛的软组织剥离，会引起缺血问题和随之而来的缺血性坏死。髓内钉加环扎钢丝是另一种可选择的方法，并显示出生物力学的稳定结构[17]。但是肩峰下的机械碰撞仍是一个潜在问题。

在一些选定的骨折病例中经皮钉内固定

能很好地替代切开手术（表6.2）。解剖复位和稳定固定在这项手术中同样很重要。患者必须有好的骨储备，以确保螺钉能稳定固定。需要复位和固定的移位的大结节骨折块必须足够大且坚固，足以能旋入1~2枚钉。完好的载骨距部分对肱骨近端复位后的稳定性至关重要。在外翻压缩型肱骨头骨折中这个部分必须完整，才能维持残留的血供。

表6.2　成功应用经皮钉治疗的条件

较好的骨储备
内骨距完整
大结节骨折块牢固结实
固定后经透视确认稳定复位
患者依从性好，可配合

患者的依从性很重要。因此，患者的选择起重要的作用。术后的康复训练比开放手术更保守。患者通常在前两周内制动。为了防止与固定针移位有关的并发症（不管是顺行还是逆行穿针），必须对患者进行密切监护和不断的随访，以便及时发现不可预计的早期固定失效。

经皮钉固定禁忌对下列患者用刀：①骨量不足的患者；②骨干近端粉碎性骨折，特别是内侧骨距部分；③需行半关节成形术的老年患者的移位四部分骨折（不是外翻压缩型）；④依从性差的患者，患者不能够或不愿意接受严格随访和康复限制的患者；⑤大结节移位的骨折块严重粉碎或太小不能进行内固定。

患者评估

患者的评估开始于完整的病史采集和体格检查。应记录损伤机制，并彻底评估所有相关的损伤。大多数肱骨近端骨折是老年人低能量摔倒所致。骨折的另一种亚组是由于年轻人高能量损伤造成。在进行经皮针固定之前要进行彻底的神经血管检查。应对患者的社会状况进行评估，以便了解患者能否按规定完成康复训练并配合密切随访。应告知患者这种治疗的缺陷之一是：钉在皮下部位可能引起不适。此后要通过门诊或小手术来取出钉。

放射学评价包括4个标准投照位：肩关节前后位，肩胛骨前后位，腋位和肩胛骨Y形位。这种组合X线足有助于评价大结节骨折块的后移位。以及肱骨干骨折块的前移位。这些X线片通常是足够了。如果要做进一步影像学评估情况，可以考虑计算机断层扫描（CT）。几乎不需要三维重建。这种检查有助于评价该骨折是否适合进行经皮复位内固定。

严重骨质减少和依从性差的老年患者最好进行切开复位内固定，可产生更牢固的生物力学的固定。不用太担心固定的失效和钉移位。术前同意书应包括如果骨折经皮固定不能达到满意的复位并长久保持，则可以改行切开复位手术。

手术操作

患者体位

患者体位必须能无障碍地接近肩关节，能在X线透视下观察并完成螺钉的放置（图6.2）。将患者置于可透射线的手术床上，头放于头架上，使肩位于手术床边缘的近端和外侧。在铺巾展单之前要确认肩关节在X线下有足够的可见度。手术操作要在患者处于仰卧位时进行；但是抬高床头15°~20°通常有助于定位和器械操作。机械性上臂固定架用于在手术中定位上臂。上臂固定架可在需要时对上肢进行牵引。将C形臂X线透视机放置在手术床头，平行于患者，在肩外侧留出一块空地，以便医生走近患者放置固定钉。也可以把C形臂X线透视机成一定角度垂直于患者，但是进行腋窝位X线透视时这样摆放较为困难。监视器放于手术野的对侧，以便于术者容易看到。我们建议不要用有粘性的手术薄膜覆于手术部位的皮肤上，以免插入钉时由于疏忽将其带入伤口内。肩关节也要消毒铺巾，以便必要时改行开放性手术。

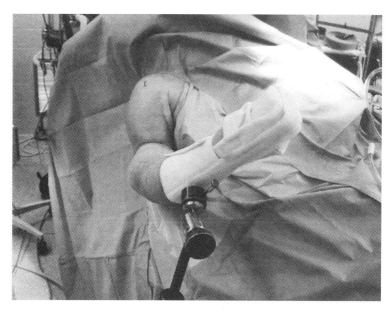

图 6.2　患者的体位，摆放要让术者能无障碍地接近肩关节的前、后和外侧，以便观察透 X 线的手术台上的情况及经皮放置固定钉。在肩峰前外侧角远端约 1~2cm 处画上复位入口。

经皮复位

　　皮肤表面画出骨性标记的轮廓，特别是肩峰、锁骨和喙突。在肩峰前外侧角远端 2~3cm 处做一个 1~2cm 的小切口。做出个复位口有利于在螺钉固定前对骨折进行经皮复位（图 6.3）。这一复位口定位于肱骨外科颈水平处肩峰前外侧角的远端，肱二头肌肌腱的后外侧。大小结节间的骨折位于肱二头肌间沟后方 0.5~1cm 处。将复位口定位在大小结节间隙上能让术者通过骨折线放置器械来抬高肱骨头骨折块。

　　将三角肌轻柔松解地分离，以免损伤在此部位的腋神经前支。通过复位口放入钝头撬拨器或小捣骨棒，复位口在外科颈水平；经由结节的间隙，位于肱骨头的外侧面下方（图 6.4）。在透视下检查放置位置。用锤子轻敲捣骨棒或撬拨器，把肱骨头抬高到复位位置，使肱骨干和肱骨头关节面之间的角度恢复正常。一般来说，对于外翻压缩型肱骨近端骨折，一旦肱骨头骨折块解剖复位，结节自然就达到复位。偶尔小结节仍会向内侧

移位，则可以在三角肌下间隙用小钩向外侧牵引，将其拉入解剖位置。用 C 形臂透视成像确认最后的复位效果。

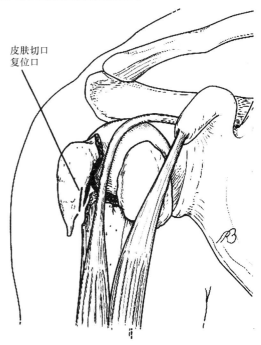

皮肤切口
复位口

图 6.3　复位口定位于肩峰前外侧角远端，和肱骨外科颈在同一水平。这样便于在大结节之间进行器械操作使骨折复位。

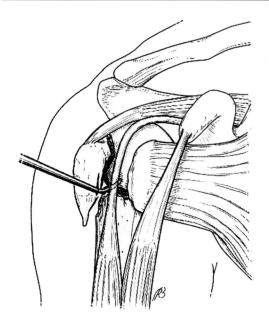

图6.4 经复位口放入钝头撬拨器或小捣骨棒，进入结节间隙和肱骨头的外侧面下方，以便把肱骨头骨折块抬高到解剖位置。

潜在的缺陷包括用锤子过分地压缩骨质，导致肱骨头骨折块内松质骨的缺损，也可能造成新的骨折。外翻压缩型骨折在愈合之前只能用这一技术来复位。理想的情况下，建议在骨折后的最初两周内进行。超过这一时间，可能要进行更有创操作才能移动肱骨头骨折块。

器械

器械包括2.5cm或2.7mm直径末端带螺纹的螺钉，也可以选用末端有螺纹的克氏针，购自辛迪思（Synthes，Paoli，PA）导丝带7.3mm套筒的螺钉。全螺纹螺钉不用保护软组织。最好用末端的螺纹来防止内植物移位。通过很小切口插入螺钉。最好选用钻孔引导。钻孔引导器可在小骨折器械配件中找到。也可以选择用来固定关节镜的钻孔引导器。将2~3枚逆行钉从肱骨干置入膜骨、头骨折块。钉要从其进入骨内的实际部位运转并获得正确的角度，使其在肱骨头骨折块得到复位之前不会从后方切断（图6.5）。螺钉的方向通常是从前外侧向后内侧，因为肱骨头存在

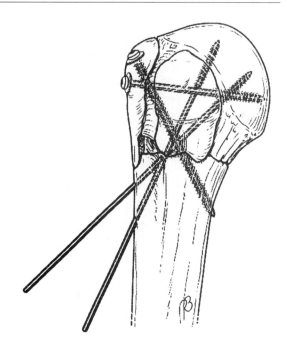

图6.5 经皮钉置入到后内侧镜的前外侧，因为肱骨头有的解剖后倾。螺钉应该应该放在外侧远端，以免在肩峰下间隙发生机械撞击综合征。

解剖后倾。因为肱骨头正常时有后倾，因此螺钉不应该直接放于冠状面。否则会导致螺钉向从前方切进去。螺钉的入钉点不应该相互离得太近，以免外侧皮质的压力升高。另外螺钉应该从多方向置入，以便稳定这部分结构。2~3枚螺钉相互平行将形成一种单点固定，以便能旋转。随后把大小结节固定好。用斯氏针或套管螺钉都可以。

我们倾向于用套管螺钉固定，因为斯氏针端头会从三角肌突出，可导致肌肉不可修复的损伤。因此，如果使用斯氏针，必须在开始早期活动功能锻炼之前取出来。我们倾向于用4.5mm套管螺钉以固保大结节。4.5mm螺钉有坚固的导移，可以进入足够的长度。导移在C形臂透视下放置，在肩袖插入点置入肱骨下方大约1cm处进入大结节，与肱骨干骨折块的内侧皮质连接（图6.6）。螺钉可以加垫圈，但要小心，不要固定得过紧，否则用垫圈加压可导致大结节潜在骨折。理想状态是放置两枚螺钉。第二枚螺钉可用松质骨钉，直接进入关节骨折块。通常，用一枚顺行螺钉和两枚逆行螺

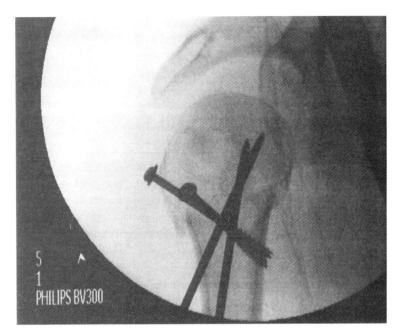

图 6.6　在 C 形臂引导下植入经皮钉和螺钉。可以通过连续透视或多点位 X 线片来检查骨折复位和内植物的位置。

钉，因为干骺端没有足够的空间使第二枚顺行螺钉从大结节处进入。

对如何固定小结节尚有争议。一旦肱骨头和大结节复位固定后，小结节便几乎位于解剖位。如果存在内侧明显移位，可以用钩状牵引器通过三角肌间隙下的复位口向外侧移动骨折块，再将经皮带套管螺钉从前向后旋入以固定小结节。我们通常偏好让小结节保持在复位好的位置，而不用另外固定。目前还没有发现术后出现功能障碍的状况。

在经皮固定后，将斯氏针在皮下切断。这样可以减少发生外皮针孔感染的可能。所有这些小切口都用尼龙缝线间断缝合。

术后处理

手术后，患肢要用三角巾制动大约 3 周。鼓励进行手、腕、肘关节的活动度锻炼。在术后 1、3、6 周拍摄 X 线片。如果骨折状况稳定，可以立即开始摆臂锻炼；但是在很多患者中，3 周内不能做摆臂锻炼、肩胛平面的被动向前屈以及向外旋，让骨折处保持稳定。如果有骨折愈合的表现，可在术后 6 周开始主动辅

助和主动活动度锻炼。此时在能够忍受的情况下可以进行轻度肌力训练。在术后 4~6 周取出固定钉。若是非常不稳定的骨折，最好在 6 周后再取出固定钉，但是如果已松动就要早期取出。钉的取出可在门诊操作或在手术室局麻下进行，取决于患者和外科医生的偏好。

结果

Jakob 等[11]首先报道了 19 例外翻压缩型肱骨近端四部分骨折的治疗结果。5 例患者采用闭合复位治疗。他报道的缺血坏死率为 26%。Jaberg 等[7]报道了 48 例经皮固定肱骨近端不稳定骨折的结果。在这些患者中有 29 例是外科颈骨折，3 例是解剖颈骨折，8 例三部分骨折，5 例四部分骨折，以及 3 例骨折移位。38 例是优良的结果，10 例中等，4 例差（总例数已超过 48 例，原文有误——译校者注）。1 例两部分骨折患者大约在术后 11 个月出现缺血性坏死。8 例患者在小部分肱骨头上有局部短暂的缺血性坏死，没有必要行肱骨头置换。

Resch 等[12]公布了经皮钉固定的 9 例三部分骨折和 18 例四部分骨折的结果。三部分骨折

中无一例出现缺血性坏死，均为优良结果。四部分骨折中有 11% 的缺血性坏死发生率。这些患者行解剖重建后结果均很好。其中 5 例为四部分骨折患者的肱骨头外侧块移位较大。其中 1 例手术后 1 周须行翻修术，1 例发展为晚期缺血性坏死。Soete 等[18]反对采用经皮钉内固定来治疗肱骨近端四部分骨折，因为会导致缺血性坏死且复位效果不满意。但是这些病例中不完全是外翻压缩型肱骨近端骨折。

并发症

经皮钉内固定最棘手的并发症是神经损伤。最常受累的神经是腋神经，肌皮神经以及很少涉及的桡神经。腋神经走行在后方，通过四角形间隙到三角肌下表面，定位于肩峰外侧缘远端 3～5cm。当做前外侧复位切口时，应将三角肌轻柔地钝性展开以免牵拉任何神经。这个切口通常位于该神经所处位置的上方；但是操作人员在这一入口操作时仍要小心。当从大结节处放置螺钉时，腋神经也同样受到威胁。如果螺钉放于大结节之下，钻孔引导可以更靠上方插入，轻柔地向远端推进，使该神经避开钻孔的走行。

对肱骨近端行经皮钉内固定的解剖学研究证实，近端外侧逆行钉的位置距腋神经前分支的平均距离为 3mm[19]。通过大结节的螺钉平均离腋神经和旋肱骨后动脉分别为 6mm 和 7mm。在置入的过程中这些结构处于危险状态，不过只需细心操作保护起来并不难。前方钉的位置邻近肱二头肌腱长头，距头静脉 11mm，而且很可能邻近肌皮神经[19]。这些发现强调了使用钻孔引导的重要性。桡神经只要逆行钉沿三角肌附着点近端插入，桡神经则不易受到损伤。

最常见的并发症是钉移位。常见钉退出后顶到皮下，也有向近端移位进入关节的可能。经皮钉须密切随访且患者要严格依从。钉移位的严重并发症可以通过定期随访拍 X 线片来预防。固定的丧失可发生在任何类型的骨折中。

在某些情况下，可通过再次经皮钉固定来处置。但是，如果确信骨折是不稳定的且固定还有可能丧失，推荐行切开复位内固定术。可能发生骨折不愈合（骨不连）。如果大结节相对于肱骨头复位良好，这种情况可以接受。外科颈移位比起大结节移位易于被接受。

钉的表浅感染也有报道。Jaberg 等[7]报道了 7 例针道表面感染的病例，采用局部清创和抗生素进行了治疗。有 1 例深部感染发生在糖尿病患者中。这些患者都是针尾在体外。因为有这种风险，所以我们倾向于在皮肱深处将钉切断下。

结论

肱骨近端骨折经皮钉内固定术需要对肱骨近端的三维解剖有详细了解。如果钉在骨内的位置不正确或穿透了附近的神经血管结构，钉的置入可能较困难具有风险。对复位和稳定性进行评估是一项挑战。术者必经能够用透视机上获得的二维的 X 线片来评估三维的复位情况。这一步骤的成功也依赖于患者的选择。只有那些能用钉稳定复位的骨折才能用此方式。肱骨近端外翻压缩型四部分骨折经复位后通常都很稳定，因此适合于经受这种类型的手术。近端肱骨干过度粉碎，特别是内侧骨距部位，提示骨折须行切开复位配合以更可靠的固定。术者应做好准备，一旦经皮钉因此变得困难或不可能立即成切开复位内固定手术。尽管有上述担心，对合适的患者成功地进行经皮内固定手术，对那些外翻压缩型肱骨近端四部分骨折的病例来说仍优于开放手术。其好处包括切开较小，有利于保持肱骨近端完整的软组织覆盖。这项手术手术时间更短，其失血量较少。另外一项好处包括瘢痕形成较少，可以加速康复。随着我们经皮钉固定经验的增加，对该手术操作更加熟练，我们有望看到经皮钉内固定术的适应证的扩大。

（闫旭译　阚世廉 李世民 校）

参考文献

1. Neer CS II. Displaced proximal humeral fractures. II. Treatment of three-part and four-part displacement. J Bone Joint Surg Am, 1970. **52**(6):1090–1103.
2. Neer CS II. Displaced proximal humeral fractures. I. Classification and evaluation. J Bone Joint Surg Am, 1970. **52**(6):1077–1089.
3. Jakob RP, Kristiansen T, Mayo K, et al. Classification and aspects of treatment of fractures of the proximal humerus. In: Bateman J, Welsh R editors. Surgery of the Shoulder. Philadelphia, PA: B. C. Decker, 1984
4. Probe RA. Minimally invasive fixation of tibial pilon fractures. Oper Tech Orthop, 2001. **11**(3):205–217.
5. Kanlic EM, Pesantez RF, Pachon CM. Minimally invasive plate osteosynthesis of the femur. Oper Tech Orthop, 2001. **11**(3):156–167.
6. Morgan S, Jeray K. Minimally invasive plate osteosynthesis in fractures of the tibia. Oper Tech Orthop, 2001. **11**(3):195–204.
7. Jaberg H, Warner JJP, Jakob RP. Percutaneous stabilization of unstable fractures of the humerus. J Bone Joint Surg Am, 1992. **74A**(4):508–515.
8. Resch H, Povacz P, Frohlich R, et al. Percutaneous fixation of three- and four-part fractures of the proximal humerus. J Bone Joint Surg Br, 1997. **79**(2): 295–300.
9. Chen CY, Chao EK, Tu YK, et al. Closed management and percutaneous fixation of unstable proximal humerus fractures. J Trauma, 1998. **45**(6):1039–1045.
10. Bohler J. Perkutane oisteosynthese mit dem Rontyenbildrier-Starker. Wiener Klin Wachenschr, 1962. **74**:485–487.
11. Jakob RP, Miniaci A, Anson PS, et al. Four-part valgus impacted fractures of the proximal humerus. J Bone Joint Surg Br, 1991. **73**(2):295–298.
12. Resch H, Beck E, Bayley I. Reconstruction of the valgus-impacted humeral head fracture. J Shoulder Elbow Surg, 1995. **4**:73–80.
13. deAnquin CE, deAnquin CA. Prosthetic replacement in the treatment of serious fractures of the proximal humerus. In: Bayley I, and Lessel L, editors. Shoulder Surgery, Berlin, Springer. 1982:207–217.
14. Stableforth PG. Four-part fractures of the neck of the humerus. J Bone Joint Surg Br. 1984. **66**(1):104–108.
15. Laing PG. The arterial supply of the adult humerus. J Bone Joint Surg Am, 1956. **38A**:1105–1116.
16. Gerber C, Schneeberger AG, Vinh TS. The arterial vascularization of the humeral head. An anatomical study. J Bone Joint Surg Am, 1990. **72**(10):1486–1494.
17. Wheeler DL, Colville MR. Biomechanical comparison of intramedullary and percutaneous pin fixation for proximal humeral fracture fixation. J Orthop Trauma, 1997. **11**(5):363–367.
18. Soete P, Clayson P, Costenoble V. Transitory percutaneous pinning in fractures of the proximal humerus. J Shoulder Elbow Surg, 1999. **8**(6):569–573.
19. Rowles DJ, McGrory JE. Percutaneous pinning of the proximal part of the humerus. An anatomic study. J Bone Joint Surg Am, 2001. **83A**(11): 1695–1699.

第 7 章

小切口肩关节成形术

Sara L. Edwards, Theodore A. Blaine, John-Erik Bell, Chad J. Marion, and Louis U. Bigliani

微创手术具有非常吸引人的益处，即最小的软组织分离和更快的恢复潜力。然而与通过较大的皮肤切口实行的传统手术一样，微创手术必须也符合同样的标准并提供同样的疗效。小切口髋关节和膝关节置换术已经成为可接受的技术，而小切口肩关节成形术目前尚无资料报道。小切口肩关节成形术的目的是减少周围软组织的创伤，加快术后康复，以及减少手术失血和并发症。近来有两种技术可用来达到实行小切口肩关节成形术所需的术野显露：①隐蔽的腋部切口或②小的三角肌胸大肌切口。这些技术的应用取决于病理、疾病的严重性、手术器械和手术医师的经验。

适应证

盂肱关节炎

很多因为关节炎接受肩关节成形术的患者需要广泛松解和显露，以便正确了解病理。因此实行小切口肩关节成形术还是行传统的切口，要由手术医师根据每个患者的病理、可用的手术器械和手术医师的经验来做出决定。小切口肩关节成形术越来越常用，有大的骨赘、活动范围受限的患者或者身体健壮、肌肉发达的患者可能需要行传统的手术方法。正如所有的肩关节成形术病例，术前的 X 线片（包括真正前后位和腋位片）对术前计划和判断是否适合行小切口肩关节成形术是必不可少的（图 7.1 和图 7.2）。充分评估关节盂穹窿术后一张腋位 X 线片是非常重要的，而且还可能

要进行 CT 扫描。如果存在严重的后肩盂骨侵蚀，那么施行小切口肩关节成形术的是不可取的，因为显露更困难。理想的患者是不胖的女性，伴有满意的活动范围（前屈 100°，外旋 20°，内旋至 L3）且骨赘小。采用此方法可减少软组织分离且肩胛下肌的剥离很有限，对于恢复肩胛下肌功能和加快术后功能恢复是有益的。

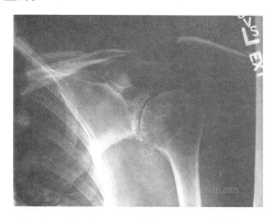

图 7.1 盂肱关节骨关节炎患者真正前后位 X 线片。

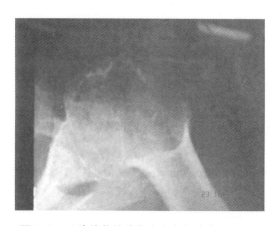

图 7.2 盂肱关节骨关节炎患者的腋位 X 线片。

几项报道证明，为骨关节炎实行肩关节全关节成形术比实行半关节成形术获得了更大活动范围和更好的疼痛缓解[1-3]。并不因此而建议都决定行半关节成形术而不行全肩关节置换术，以便能通过小切口肩关节成形术来完成手术。肩胛盂的病变在肩关节成形术中通常需要用肩胛盂部件行表面置换。行肱骨头置换还是行全肩关节置换要根据病变而不是所采用的入路来做出决定。

肱骨近端四部分骨折

治疗肱骨近端四部分骨折往往需要行半关节成形术。用于治疗骨折行肱骨头置换术所用的微创入路需要提供充分的显露，以确保结节固定和最小的软组织分离来保护生理环境促进骨折愈合。假体设计方面新的创新技术的进展有助于手术医师达到这些目标。这些新技术包括肱骨假体近端柄采用低轮廓，使结节更适合解剖学结构。此外还加了钽元素，一种促进骨长入的金属，使骨能与金属和骨一样的愈合。一般说来，血肿一旦被清除，肱骨近端骨折处的肩袖是健全的，且有良好的移动性，不需要进行广泛的手术松解。我们已经研发出装有假体上的小夹具系统，能让手术医师准确地确定肱骨假体的后倾和高度。采用新技术能置假体和固定结节不产生挛缩使这种微创方法成为治疗这些患者的最佳选择。

缺血性坏死

从最近几组系列报道中可见，对盂肱关节炎患者行全肩关节成形术比半关节成形术有更好的疗效，其中有些病例关节成形术还是其首选术式。这些病例包括缺血性坏死（Cruess I～Ⅲ期，有些是Ⅳ期），但肱骨头仍处于同心位，且关节盂没有关节炎。小切口肩关节成形术对这些患者特别有用，因为不需要显露关节盂。

手术技术

在所有的肩关节手术过程中，特别是小切口肩关节成形术过程中，上臂的空间定位对于获得充分的视野和使用器械是非常重要的。采用沙滩椅位时在手术侧要用一个改良的短上臂托板。上臂托板放置在肱骨远端面，使肱骨近端保持自由。这样能使上臂伸展以便对肱骨干进行手术准备并能对更远端加以支撑以便把上臂调整在中立位。另一个可选择的是液压式上臂定位装置（SPIDER，TE-NET Medical Engineering，Inc.，Calgary，Alberta，Canada），这样就不需要另一位助手，也避免了助手在整个手术过程中把握上臂所必然产生的疲劳（图7.3）。在手术过程中的不同时间段内，需要把肱骨旋至内旋和外旋位。

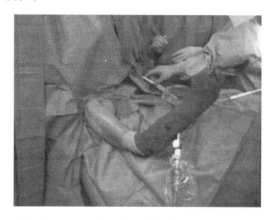

图7.3　小切口肩关节成形术中用于定位上臂的液压式上臂定位装置。

依据尸体研究和临床经验，一些作者发现近来用于肩关节成形术的器械趋于以 2 英寸（5cm）圆弧为中心作为皮肤出口，在喙突的正外侧（图7.4）。此外，我们和其他一些作者还发现，肱骨头外科颈位的平均直径约为49mm[4-5]。基于这些发现我们认为，肩关节成形术的皮肤切口，应该最少为 5cm，以便在肩关节成形术中放置肱骨头假体，但也不需要更大的切口。因此，有些作者设计的皮肤切口的中心恰在喙突的外侧。这个切口可应用于各种诊断的小切口肩关节成形术。这个位置的切口能更好地显露骨折病例中的结节，而且能为各种关节病变提供充分的关节盂暴露。切口大约为 2 英寸，刚好能从伤口取出肱骨头。切口的起始位置对这种入路十分关键。它必须能充分提供接新肱骨管腕的通路以使对肱骨做术前准备，放置假体，并且要充分暴露关节盂。也可以在腋窝皮肤皱襞处做隐蔽的腋部切口，起始于喙突尖端和胸大肌下缘之间的中点。

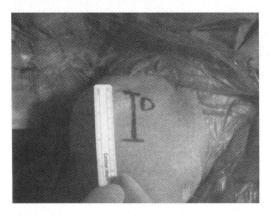

图 7.4 小切口肩关节成形术皮肤切口位置，刚好在喙突外侧 2 英寸（5cm）处。

确认三角肌和胸大肌间隔，并按传统前入路是类似的方式做切口（图 7.5）。需要沿三角肌胸大肌间隔上、下行皮下分离，以充分显露术野。细心保护三角肌在锁骨和肩峰的附着点。由于三角肌的上方牵拉比胸大肌下方牵拉作用大。因此头静脉通常会被三角肌牵拉。把胸大肌向内侧牵拉，把三角肌连

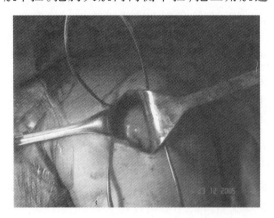

图 7.5 进入三角肌胸大肌间隔，像通常的三角肌胸大肌入路一样。

同头静脉向外侧牵拉。进一步分离三角肌胸大肌间隔，并以相似的方式进入。在暴露了肩胛下肌以后，该肌肉便直接与小结节从上方分离，始于肩袖间隙（图 7.6）。在肱二头肌腱正内侧切开肩袖肌腱，保留 2~4mm 的肩袖组织以便此后修复。肩袖间隙也全部松解至喙突基底。在传统的更开放切口中，对肱二头肌腱切断术的作用尚有争议。小切口肩关节成形术，在大部分病例中都需要行肱二头肌腱切断术，可联合行腱固定术，以提供充分的视野（图 7.7）。从止点分离肩胛下肌以便从切口取出肱骨头（图 7.8）。下方保留肩胛下肌止点。然而，如果下方有骨赘形成，则必须分离下方肩胛下肌止点。用锥形铰刀进行肱骨头的术前准备，切口基底在喙突外侧，便于退出皮肤（图 7.9）。用髓内切割引导器切断肱骨颈。在小切口肩关节成形术中，这种切割引导器必须是低轮廓的，如果需要应能放在皮肤切口外面（图 7.10 和图 7.11）。然后进行肱骨试模。假体部件的正确对线至关重要，而且必须有充分的视野；如果视野不好，应当延长切口。在置放最终肱骨假体之前，应做好骨隧道，并穿过缝线，以便进行下一步肩胛下修复。如果行全肩关节置换术，特别注意关节盂的显露（见随后的讨论）。

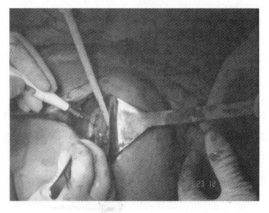

图 7.6 在肩胛下肌的小结节止点处切开肩胛下肌并做标记以便后来修复。

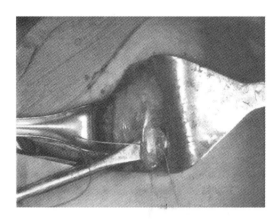

图7.7　肱二头肌腱位于其肌腱沟内，在行小切口肩关节成形术时可行腱切断术或腱固定术。

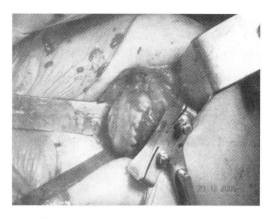

图7.10　用固定钉将肱骨切割块固定于肱骨颈部，但要位于皮肤外面。

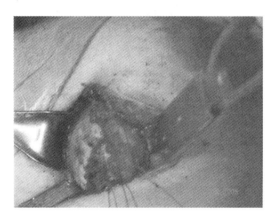

图7.8　在松解并肩胛下肌腱止点后，从切口内取出肱骨头。

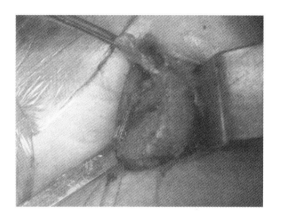

图7.11　肱骨颈部已切断，然后取出肱骨头。

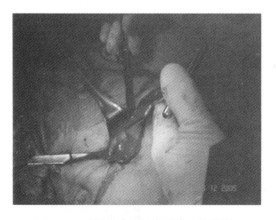

图7.9　用起动铰刀可找到肱骨的髓腔。

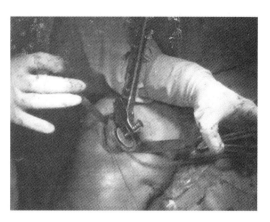

图7.12　以合适的角度倒转插入肱骨假体试模，作为肱骨插入物的参考。

一旦放入关节盂假体部件或者只单纯行半关节成形术，应放置肱骨试模以确定大致的尺寸（图7.12）；以适宜的角度（通常为30°后倾）倒转放置肱骨假体部件是十分要紧的。肩关节成形术系统要允许在切口外面确定肱骨插入物的转向，这一点对于小切口肩关节成形的这个步骤至关重要（图 7.13）。此时可按每位手术医师的偏爱，将缝线放置在股骨颈以便日后修复肩胛下肌。

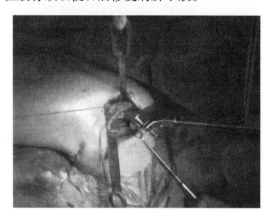

图 7.13　用肱骨插入物上的转向棒把假体定位在正确转向的位置。

随着能促进近端骨长入的新型肱骨假体的出现，非骨水泥肱骨部件受到推崇，特别采用在小切口肩关节成形技术时（图 7.14）。如果用骨水泥固定肱骨部件，应在假体尖部远侧 2cm 处的肱骨髓腔内放置骨水泥限流器。在假体干骺端部周围通常会集聚少量骨水泥，因为它主要用于控制肱骨部件的旋转。

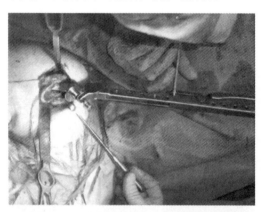

图 7.14　近端骨小梁金属假体促进干骺端骨长入。

一旦肱骨部件被固定之后，应进行试模头的尺寸调整以便重现正常肱骨头解剖（图 7.15）。这通常需要一个补偿性肱骨头部件，其最大补偿量在后上方位置。然后进行试模

复位。一个合适大小的肱骨头将允许其在关节盂大约 50% 的关节盂表面上沿各个方向移动。这一点对避免过分填满盂肱关节非常重要，否则会导致持续性疼痛和术后关节僵直。一旦确定了合适的肱骨头大小，要用干净的海绵擦干颈部，把最终的肱骨头嵌入 Morse 锥形件（Morse taper）（图 7.16）。

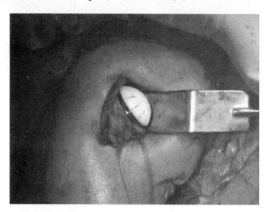

图 7.15　测试肱骨头以确定合适的大小和补偿量。

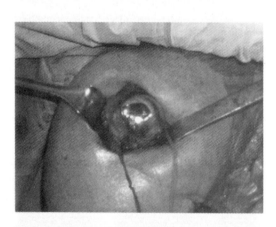

图 7.16　把肱骨头假体部件嵌入 Morse 锥形件。

全肩关节成形术中的关节盂置换

甚至通过传统切口，关节盂的暴露可能也是一种挑战，因此，用微创方法进行全肩关节置换，需要细心选择患者。关节盂的合理术前准备和假体部件的放置是关键。在按照如上所述做好肱骨的术前准备之后，应放置一个 Fukuda 或有展性的牵拉器，评估关节盂（图 7.17）。这有助于将肱骨向外侧和后

侧牵拉。然后把前方尖的窄 Darrach 牵拉器（图 7.18）放在关节盂的前缘。在显露和准备关节盂时，临时的肱骨柄要留在髓腔内。这有助于在牵拉时保护肱骨柄的完整性。

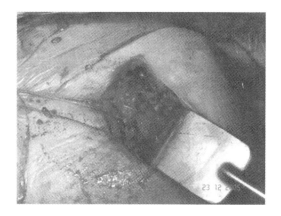

图 7.17　将 Fukuda 牵拉器置于关节盂后缘，以便观察关节盂。

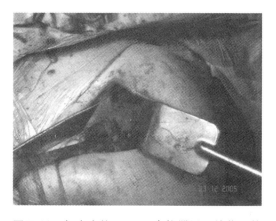

图 7.18　把尖头的 Darrach 牵拉器置于关节盂的前缘，以便观察关节盂。

为了使关节盂充分显露，应在关节盂周围的上方、前方和下方松解关节囊。通过直接支撑肱骨颈下方和用 Darrach 牵拉器向下方牵拉下关节囊，来细心保护腋神经。对于常规的全肩关节成形术，不稳定不是问题，而且肩袖通常是完好的，可以进行前关节囊切除手术来改善显露。此操作不要进行到 6 点钟位置（下关节盂）下方，以免损伤腋神经。为了获得充分的视野，可在前方放一个专用的尖头 Darrach 牵拉器。对于活动范围良好且

关节盂畸形极小的不胖患者，这样做通常足以获得充分的视野以及关节盂的扩孔。扩孔后可使关节盂假体部件按适当转向达到同心性稳定配合。可以使用钉固定或带龙骨的关节盂部件。在一项研究中，发现用钉固定关节盂比带龙骨关节盂具有更好的固定，而且透亮线减少，因此我们首选钉固定关节盂部件。也可使用双半径关节盂设计，能用较小的器械匹配较大的肱骨头。双半径假体有一个小半径基底和一个大半径关节面，使关节盂假体更容易置入。骨水泥被压入钉固定或带龙骨的关节盂部件（图 7.19）。

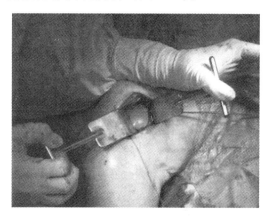

图 7.19　通过小切口放置最终的关节盂部件。

软组织修复和切口闭合

一旦置放关节盂部件后，就要将注意力转回至肱骨。取出肱骨柄试模。用 2mm 手握钻钻 3 个孔。第一个孔在小结节的上面，从肱骨干外侧钻到内侧。用针将 2 号不可吸收编织线先穿过肌腱外侧套，然后从外向内穿过钻孔，再用一个夹子夹住做标记。在小结节的上半部分钻两个平行孔，方向为由内侧向外侧，间隔大约 1cm。通常需要从内侧和外侧两个方向钻通隧道，稍有些偏角以便两侧相通。把两根 2 号不可吸收缝线从内侧向外侧穿过隧道。这些标记随后会用到。按照上面描述放置肱骨部件和肱骨头。

放为肱骨部件以后，上臂应置于外旋 20°~30°位。可以放一标记缝线在肌腱上面，

为余下的修复设置张力。从上至下操作时，用上方骨隧道缝。用其他 2 根骨隧道缝重复此程序，把隧道缝的内侧缘置于肩胛下肌相应的组织下方。把中断的单侧骨缝置于余下的上方肌腱内，也可以放置在骨隧道缝干之间以增加保护。更下方处放置 8 字形缝线。这一步手术至关重要，因为肩胛下肌失能是肩关节成形术最常见的早期并发症。应该避免过分拉紧，否则会导致坏死和断裂。肩袖间隔保持开放，以防止外旋位僵硬。采用常规方式关闭切口，用连续可吸收单股缝线闭合皮肤切口（图 7.20）。缝线尾部留在切口外面，并放置消毒条确保安全，在 2 周随访时将其剪除。在手术结束前所有病例都要拍术中前后位 X 线片，以确认假体的大小和位置。

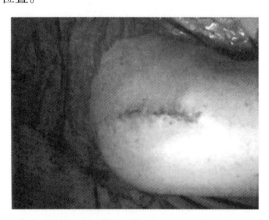

图 7.20 用可吸收单股缝线在表皮下连续缝合小切口肩关节成形术的切口，缝线尾部留在切口外。

术后处理

微创肩关节成形术的术后处理是治疗患者的关键组成部分。因为减少了软组织损害，患者恢复时间往往更快。尽管患者渴望恢复原有功能，但在本手术置入假体早期必须遵守标准的术后康复步骤。无论用什么样的方法，软组织愈合所需的时间仍然是相同的。

结果

我们回顾了由两位肩关节成形术外科医师采用小切口进行肩关节成形术的前 12 位连续患者的效果。诊断包括骨关节炎（6 例）、骨折（2 例）、缺血性坏死（3 例）、肩袖撕裂关节病变（1 例）。6 例行 HHR，6 例行 TSR。采用 3 例两种小切口中的一种：①在喙突正外侧做一个 5～6cm 切口；②在喙突下面做一个 7～8cm 隐蔽的腋部切口。切口的平均长度为 6.2cm（范围为 5～8cm）。对所有在肱二头肌腱处进行手术的患者都进行了肱二头肌腱切断术以及腱固定术。

在平均 6 个月（范围为 46～445d）随访中，患者术后无一例出现明显疼痛，除一例肩袖撕裂关节病患者外，所有患者都获得了成功的结果。两例发生短暂的并发症（短时的肌皮神经麻痹和术后伤口引流），二者都解决了没有附带问题。笔者认为，肌皮神经麻痹与腋部切口偏内侧需要过度牵拉有关；这种切口最近已经被放弃，被本文叙述的喙突外侧的切口所取代。自从采用这种切口，我们发现患者的满意率较高，而且这种切口的最终外观也被我们的患者所接受（图 7.21）。

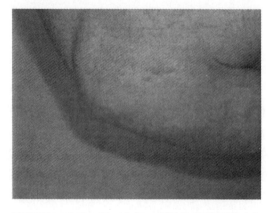

图 7.21 术后 1 年，小切口肩关节成形术切口愈合后的最终外观。

结论

微创方法肩关节成形术可使患者术后外观改善，恢复更快且软组织创伤较小。随着这些技术的不断发展和患者要求的越来越少，新器械（拉钩、切割导引、假体插入／取出器械）的发展，使小切口肩关节成形术成为很多肩关节外科医师首选的技术。应用目前可用的器械和技术的早期结果，鼓励和支持着微创方法的肩关节成形术更进一步的发展。

（阚世廉 译　李世民 校）

参考文献

1. Jain NB, Hocker S, Pietrobon R, et al. Total arthroplasty versus hemiarthroplasty for glenohumeral osteoarthritis: role of provider volume. J Shoulder Elbow Surg. 2005 Jul–Aug;14(4):361–7.
2. Rickert M, Loew M. Hemiarthroplasty or total shoulder replacement in glenohumeral osteoarthritis? Orthopade. 2007 Nov;36(11):1013–6.
3. Haines JF, Trail IA, Nuttall D, Birch A, Barrow A. The results of arthroplasty in osteoarthritis of the shoulder. J Bone Joint Surg Br. 2006 Apr;88(4):496–501.
4. Blaine TA, et al. American Shoulder and Elbow Surgeons Focus Conference, November 13–16, 2003.
5. Iannotti JP, Spencer EE, Winter U, Deffenbaugh D, Williams G. Prosthetic positioning in total shoulder arthroplasty. J Shoulder Elbow Surg. 2005 Jan-Feb; 14(1 Suppl S):111S–121S.

第 8 章

肘关节手术入路的概述：小切口或关节镜入口

Bradford O. Parsons

最近几年，在很多患者中，肘关节疾患的外科治疗有了长足的进步。骨折、关节炎和其他病理状态治疗的进步对功能的恢复和疼痛的缓解变得更确实，随着技术的进步，肘关节手术也引入微创的概念。患者通常寻求髋、膝的小切口手术，肘关节也一样。选择正确的患者，通过微创技术可以减轻围手术期疼痛，减少死亡率及恢复较快。治疗肘关节疾患的微创外科技术的报导与日俱增，特别是关节镜技术[1-20]。尽管对肘关节疾患的治疗方法的关注有从传统的开放手术到关节镜外科的转变，但是外科治疗的原则是不变的，也就是病变得到确切的治疗。这一章节总结了在治疗肘关节疾患时，我们怎样从传统的开放手术刀微创手术或关节镜手术转变的概况。

肘关节外科解剖

肘关节是复杂的关节，其主要功能是决定手部的空间位置。Morrey 已经描述了肘关节活动的功能范围在屈曲 30°～130°，旋前旋后有 100°的弧度[21]。通常，在创伤后患者的活动幅度减小，在许多状况下都存在关节僵硬，没有例外。关节僵硬是内在和外在挛缩的结果，也有异位骨化，导致解剖变形。对于很多骨科手术操作来说，在手术前充分了解其三围结构和肘关节解剖关系是很重要的，尤其是在微创手术或关节镜手术时，因为是在外科暴露中有可能受限的地方。回顾肘关节的所有解剖均超出了本文的范围，但是必

须讨论一些原则问题，特别是肘关节周围神经和韧带的定位。神经和血管的结构和肘关节的关系对开展的微创手术或关节镜手术操作是至关重要的。对于关节镜手术，肘关节周围的手术入口的定位主要是基于这些结构到骨质之间的解剖关系。肘关节手术常常要考虑的是尺神经。尺神经位于肱骨内髁前方的肘管内，因此，位于内侧的手术操作，例如肘管松解手术、内侧柱挛缩松解手术或内侧柱骨折需要探查尺神经。创伤或其他情况下的尺神经的转位术是必需施行的，但是通常不能经由小切口来完成。桡神经也通常受累，通常是后内侧骨间支。桡神经通常分叉入表面及在旋后肌的前缘分出骨间后支。侧方的手术操作，例如两切口肱二头肌修复术，桡骨小头骨折或侧柱手术需要明确桡神经的定位。正中神经位于肱二头肌腱膜和肱动脉的内侧，在肘关节内侧及前方手术入路时可能遇到，例如单切口肱二头肌修复，挛缩松解或冠突骨折。韧带解剖对肘关节的稳定性是至关重要的，内侧副韧带（MCL）和尺侧副韧带（LUCL）在肘关节的稳定性上起到重要的作用。医源性的韧带损伤能导致肘关节失稳。MCL 起自肱骨内髁的前面，止于尺骨粗隆。它是屈腕肌的起点和肘关节囊融合。尺侧副韧带起自肱骨小头侧面的等长点上，绕过桡骨小头的后面，止于尺骨的旋后肌嵴上，同样和关节囊融合，通常在肘关节侧方入路中遇到。无论这些肘关节周围的外科手术入路是什么，对这些重要结构的解剖及毗邻关系要彻底了解。

什么时候需要肘关节手术用小切口

尽管微创手术对患者和外科医生来说是很有吸引力，但是微创手术入路和操作比传统开放手术更有技术上的挑战性。因此，要仔细进行这些微创手术操作，并且要在对肘关节三围解剖彻底地了解情况下施行。另外，外科医生应该熟练称职地遵循和知晓传统手术的原则，因为病理状态是没有变化的，因此外科手术的原则也是相同的。患者必须正确地选择。

若患者肘关节解剖结构变形，如晚期的类风湿性关节炎，或创伤性关节炎，先前手术的瘢痕形成，或复杂骨折，通常通过微创技术不能修复。非常状态或肥胖的患者，通常也不能作为微创开放外科手术的候选患者，但是这些情况可用关节镜手术恢复。能用微创开放手术修复的病理状态包括网球肘松解，肱骨内上髁炎，侧副韧带重建，肱二、三头肌肌腱修复和桡骨小头切除，肱骨小头或鹰嘴骨折治疗。

肘关节技术和器械的进展使得很多外科医生对关节镜的有效性和安全性深信不疑。起初，关节镜主要是为了去除游离体[7]，后来成功用于网球肘的治疗，创伤后关节挛缩的松解，滑膜切除，关节囊成形，骨软骨损伤，肱骨小头和鹰嘴骨折及一些儿科疾患[1-4,7,8,11-14,19,20]。

即使这些进展使得关节镜专家和医生更有经验来减少复杂情况，但很多状况仍不能通过微创手术或关节镜来修复。包括复杂的肱骨远端或肘关节骨折和脱位，全肘关节置换和移位骨化造成的关节挛缩（尽管这些在有经验人的手中偶尔也能得到治疗）修复手术，尤其是骨与神经血管解剖关系发生变形时。

开放式微创手术入路

正如以上所述，特定的肘关节疾患选择适合微创开放式手术入路。肘关节可延长的手术入路包括内外侧柱入路[22]和后方入路[23,24]。

这些手术入路及其一些变化对肘关节来说是广为使用的手术入路，可以很好地暴露，对处理多种病变得心应手。但是，切口扩展很大，不能称得上是微创。其他入路扩展小，可以称之为微创；包括用于网球肘松解的入路，肱二头肌肌腱修复的单切口或双切口，MCL 的重建，以及一些骨折的手术入路。

这些特殊的病变在以后的章节会进一步阐述，在这里我们将不再赘述。但是，一个入路需要在这里详述，以后不再阐述，那就是 Kocher 入路，一个肘关节的外侧入路。

Kocher 入路

一般来说，Kocher 入路已经用于治疗位于外侧的骨折或韧带损伤，例如桡骨小头或肱骨小头骨折。这个入路可以称之为微创，可用小切口在一些特定的患者和疾患中开展。

Kocher 入路位于肱肌（后方）和尺侧腕屈肌（ECU）（外侧）之间。骨间后侧神经（PIN）位于该入路的近端，为了保护该神经，前臂应保持旋前位。尽管经常要用到，针对 Kocher 入路的两个问题仍要提一下。首先，经典的 Kocher 切口不能向远端延长，因为 PIN 横跨于手术野的远端至环状韧带。另外，在 ECU 和肘肌之间的间隙，横跨于整个 LUCL 的行程，在手术暴露时必须保护。一种倾向是应用桡侧腕长伸肌（ECRL）和指总伸肌（EDC），一个更靠前的间隙。这个间隙就在肱骨小头桡骨小头的前方半球表面，这里是骨折的高发部位，不累及 LUCL。皮肤切口比传统的 Kocher 切口稍靠前方。选择 Kocher 入路后患者体位为旋后位，将上肢放于手术台上或放于胸前。根据需要放置止血带。后方及外侧肘关节骨性标志在皮肤上标记，包括肱骨外髁、外侧柱，桡骨小头和肱骨小头。标记皮肤切口为曲线切口，从近端至肱骨外髁再到桡骨小头（图 8.1），皮肤按照筋膜层次切开做好皮瓣。在 ECU 和肘肌间隙，根据脂肪条带来辨认，在这个脂肪条带上切开筋膜和肌肉（图 8.2）。要小心切开，以辨认出在远端的旋后肌（横行的纤维定位 VS 按屈肌的方向），也能辨认出关节囊。通常在创伤中，关节囊在外侧撕裂，关节外露。LUCL 在这点上可辨认出来。它在肱骨小头球面的后方，正如前述。如果须行关节切开术，必须用在肱骨小头和桡骨小头的前半部分水平，以免损伤 LUCL。

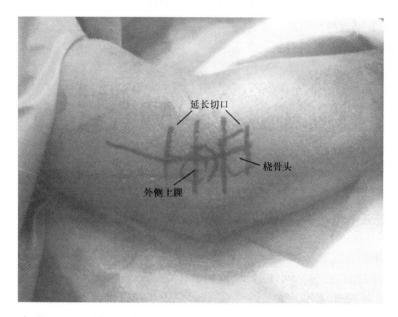

图 8.1 标准 Kocher 入路的皮肤切口。弧形切口在外上髁上和外侧柱近端，可延长至桡骨小头。

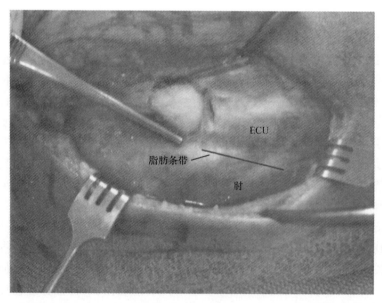

图 8.2 肱骨小头和 ECU（Kocher 间隙）之间的间隙，可由"脂肪条带"来确认（可用钳头或宽头器械）。

肘关节侧面的关节和骨性结构在关节切开术的同时被显露。如果有需要，关节囊进一步向上翻起至肱骨远端前方，这些步骤完成后，按关节切开时的解剖层次修补关节囊是关键步骤。肌间隙同样要闭合，要用结实的非吸收缝线缝合。如果遇到 LUCL 受损，也要进行解剖修复，或者用锚钉或骨性隧道（我的倾向）进行等长修复。按层次闭合伤口，并充分止血。

肘关节镜

最近几年，肘关节镜有了长足的进展。开始时只用于游离体的摘除或诊断，现在关节镜用于复杂关节炎关节挛缩和一些肘关节骨折的治疗。由于器械和关节镜手术技术的进步及肘关节三维解剖的彻底明确，使得这些复杂的操作成为可能。这一部分详述了肘关节镜手术指征和禁忌证，以及肘关节的体位，入路选择和避免并发症的手术操作技巧。

适应证

在有经验的外科医生中，一些典型的须切开操作的手术步骤现在可拿到关节镜下来操作了。经由关节镜手术治疗的疾患现在包括网球肘，骨软骨损伤，游离体摘除，滑膜切除，关节囊松解，关节囊成形和一些关节内骨折[1-4,7,8,11-14,19,20]。从开放手术到关节镜手术的转变，外科医生必须彻底了解开放手术的外科原则。所以建议在关节镜手术的起初以不是很复杂的手术开始，如网球肘松解或游离体摘除。随着外科医生手术能力和手术经验的增长，可以进行复杂的手术操作。

禁忌证

肘关节镜手术的禁忌证包括正常的肘关节骨性结构和神经走行有明显混乱的患者[15]。这包括先前行尺神经前移手术的患

者，由于转位的神经位于肘关节的前内侧入路内。在这些患者中，内侧手术入路定位之前必须确定尺神经的走行。另外，创伤后或炎症后关节有明显的变化，丧失正常的骨性结构，令合适的入路选择成为难处，使神经血管面临损伤的危险。有明显异位骨化的患者通常患有禁忌证，因为正常的神经血管走行发生混乱。最后，先前有手术史的患者应仔细确定是否能进行关节镜手术，由于先前的手术可造成正常的解剖关系紊乱。

器械

标准的 4.0mm，30°分叉成角的关节镜可作为肘关节镜。一般不需要小关节镜。偏向用不带侧孔的植入管道，由于侧孔可能位于关节囊之外，因此可能导致液体外溢，软组织水肿[25]。

标准的关节镜剪和钻可以用，同时标准的持物钳和咬骨钳也要应用。套管保证和维持入口的位置，应常规应用。套管针应为钝头，以减少神经血管和关节结构的医源性损伤。钝头转换手柄应在牵引器帮助下以提升可视度。肘关节镜标准配件包括管道扩张器、管道，钳夹器械可在商业渠道内购买（Arthrex，Naples，FL）

患者体位

肘关节镜手术患者可以根据术者的喜好选择 3 种不同的体位。我们采用侧方卧位，上肢放在背上，铺单成自由上肢。也可以用俯卧位，手处于旋后位，上肢固定于上肢固定器上，如（McConnell）上肢固定器（McConnell）。每一种体位都有它的优缺点。在这里我们着重讨论侧方体位。

患者采用侧卧位，骨性突出应用软垫垫好。让患者置于手术台边缘，以确保充分暴露肢体。对侧肢体屈曲，放于上肢休息架上，远离术野。止血带放于上臂远端，包裹于之外。患肢肩关节外展 90°，肘关节屈曲 90°于支架，以便上臂和地面平行，肘

关节可自由活动，随意屈曲后伸而无碰撞（图8.3）。确保支架的使用不影响上臂近端的器械使用，支架应尽量靠近端，使肘关节完全自由。

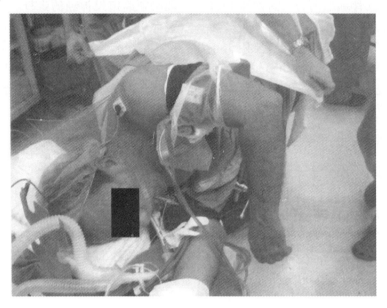

图8.3 肘关节镜检查侧卧位。患肢外展90°，肘关节屈曲位于手术台上，小心确保接近上肢时不受限制。前臂应自由上举，肘关节活动不受限制。

关节镜的安装

泵和注洗器可用于肘关节镜手术。如果用到泵，其压力不能高于4kPa（30mmHg）。不像其他关节，肘关节就位于皮下，关节镜手术中很容易造成软组织肿胀。如果发生明显的肘关节肿胀，肘关节镜手术的复杂性和困难程度将大为增加。不要通过泵的压力来增加可视度，要用牵引器。要用流出管道，可应用重力性引流或泵引流。如果要用动力性器械（如剪或钻），引流要用重力性的，不要用吸引器。因为过度的吸引可增加神经血管结构被吸入器械之中，造成损伤的机会。

肘关节骨性的标志要标出，包括外上髁、桡骨小头、肱骨小头、内上髁，尺神经和鹰嘴尖。

典型的手术入路要标识出，包括前内侧近端，后侧直切口（跨肱三头肌），后外侧入路近端，前外侧入路等（图8.4和图8.5）。辅助入路在标准入路之外用于牵引。每个入路都会在下面详述。

在关节内注入20mL生理盐水，经由外侧软组织区（是一个三角区，边界为肱骨外上髁，桡骨头和鹰嘴）。要注意到，在挛缩的关节中，注入液体很困难。因为关节囊顺应性差[6,11,18,20,26]。关节腔注射对扩张关节囊是很有价值的，可以加大神经血管距关节的距离，但是不能改变这些结构距关节囊的距离，因此在做关节囊手术操作时，这些结构的距离仍然很近。

肘关节主要有两个间室，前方和后方。因为肿胀是一个很棘手的问题，因此即使在很熟练的操作人员中，也要从病变更为严重的间室内进行（也就是网球肘松解在前方间室，鹰嘴骨质增生和伸展丧失的周关节炎要在后方间室进行）。

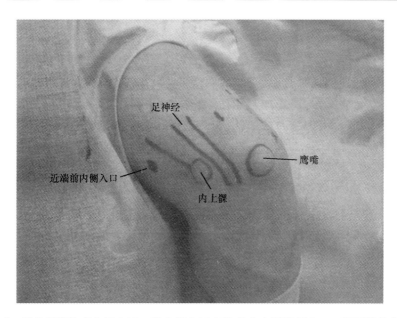

图 8.4　肘关节镜检查内侧入口。前内侧入口在肱骨内上髁近端 2cm，肌间隙前方，标记尺神经并能触及。

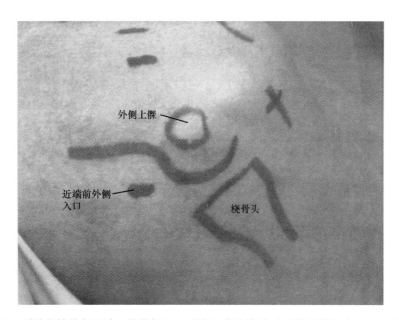

图 8.5　肘关节镜外侧入路。前外侧入口近端入路沿肱骨干远端的肱骨小头上。比前方入路更远处，在桡骨小头水平。有损伤桡神经的风险。

　　手术前的计划应评估哪一间室的病变更严重，从而选择手术入路。相同的是，根据哪一手术入路用于最先看到关节可有一些变化。在前方，有两个标准的提法，包括经由前内侧近端入路和经由前外侧入路看到关节。我们的标准是用前内侧近端入路来最先看到

关节，正如文献报导这一入路要比外侧入路更远离神经血管结构[1,27]。

　　然后，我们建立了一种外侧入路，用腰椎穿刺针从外向内刺入。但是这些方法是很灵活的，很多外科医生从外侧入路开始。后方入路，大多数医生应用跨肱三头肌入路

（鹰嘴后）为最初看到的视野。

入路的安排

肘关节镜入路可用很多不同的入路，我们将讨论标准入路。所有的入路必须避免损伤肘关节周围的神经血管结构，但是这些结构就在附近，任何入路都可能造成医源性损伤。当标识入路时，仅皮肤要切开，手术刀应避免切入过深。入口用钝性止血钳分离，并购买合适的套管扩大器。

前内侧近端入路

由 Poehling 等所描述，这个入路定位于肌间隔的前方和肱骨内上髁近端 2cm（图 8.4）。这个切口尺神经是最大的风险，尺神经位于这个入路的后方 3～4mm。切开皮肤后，套管针于触及的肌间隙中导入，入路在前方建立。用力进入关节，尽可能靠近内侧，套管针的基底靠近上臂，这样做可以提高关节前间室的可视度。一旦进入关节，辨认出桡骨小头和肱骨小头并确认位置，并做前间室的评估。

前外侧近端入路

由 Field 等所描述，这个入口定位在外侧髁近端 1～2cm。恰恰位于肱骨的前方（见图 8.5）。通常这个入口经由由外向内的技术，从内侧面可以看到。桡神经和这个入路很接近，有高度损伤的风险，尽管它是在桡骨小头和肱骨小头之间沟之前。

如果需要辅助入口来协助牵引，外侧入路的安全区域包括桡骨小头和肱骨小头之间沟和前外侧入口近端 2cm 围成的区域[28]。

沿外侧柱走行的肱骨小头近端相比远端来说更安全。

经肱三头肌入口（后正中入口）

入口定位于正中线鹰嘴骨突近端 3cm 位置，基本上位于肱三头肌肌肉与肌腱结合部分（见图 8.1）。经入口到后方间室的大部分都能见到，包括内侧沟和鹰嘴关节。该处入口的前臂后侧皮神经和尺神经有损伤的风险，但是都在 2cm 以外的位置[25]。

后外侧近端入口

套管针径直向鹰嘴窝进入。后方及后外侧沟的结构可以经由该入口被看到。前臂后侧内侧皮神经有高度损伤的风险，但是这两条神经在该入口 2.5cm 之外。

软区（soft spot）直外侧入口

这个入口定位于软区，是一个三角形区域，由外侧髁，桡骨头和鹰嘴围成（图 8.6）。通常在直视下做此切口，与此同时从后外侧近端入口观察，并用脊柱穿刺针定位。前臂后侧皮神经平均离此入口 7mm[25]。从这个入口可以见到肱骨小头后方、上尺桡关节后方。该入口可用于关节内皱襞的治疗，或是肱骨小头骨软骨损伤的治疗。

避免并发症的技巧和策略

避免并发症的核心是避免损伤肘关节周围的神经血管。最常见和最棘手的并发症是神经损伤，损伤到主要神经的全部或主要分支病例都有报导[6,10,18,26,28,34]。损伤神经的风险高发于解剖变形的患者，也见于软组织挛缩，例如晚期类风湿性关节炎或创伤性关节炎的患者。

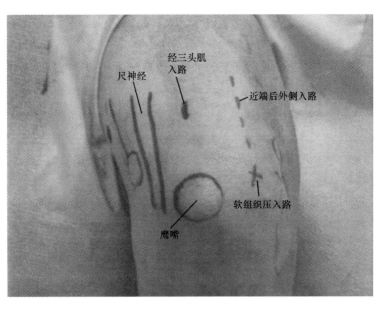

图 8.6　肘关节镜后侧入路。肱三头肌（后正中）入路在尺骨鹰嘴上 2cm，在肘后正中，鉴于可达到后外侧入路的近端，并在同一水平线，正好在肱三头肌肌腱的外侧。另一可达到的入路是比后外侧入路近端的更远处（箭头）。软组织区入路（X 标识）在桡骨头下，尺骨鹰嘴和外上髁围成的三角区。

骨性标志在手术前要清楚地标识，由于在关节镜手术中可出现肿胀情况，造成表面标志改变。彻底地了解三维立体解剖结构是避免医源性神经损伤的重中之重。采用合适的手术入口可减少神经损伤的可能性，可采用钝头的套管针。另外，保持肘关节屈曲 90°可以松弛前方关节囊和软组织。因此增加神经血管结构与关节间的距离。

很多损伤的原因是由于软组织的肿胀使解剖变形，使得视野受限。泵的压力应维持在最小（<4kPa）或避免全关节加压，关节内的牵引可用于增加关节可视度，而不是增加泵的压力[6]。用电动剪刀和电钻时，不要用吸引器，可使这些重要的结构不至于陷入危险之中。使用肘关节镜之前，外科医生应熟知相似的开放手术操作，并且由于手术技巧是可以学习的，相应的手术复杂操作应该得到重视。所以建议，在肘关节镜手术之前，医生应该从不太复杂的手术操作开始，例如诊断性操作，网球肘松解或简单的游离体摘除。

结论

微创手术是骨科的热门话题，并且很多患者想要选择微创手术。这种趋势在几乎所有的骨科领域都可以见到，包括肘关节外科。肘关节许多传统的手术操作由开放手术转到现在经由小切口或经关节镜来完成，并取得良好的疗效。这种转变使得外科医生治疗患者时，可减少潜在的制动时间长的问题并恢复快。但是，微创技术比传统的开放式手术需要更高的技术要求。因此外科医生在开展微创手术之前应更加熟知开放手术的标准。对微创肘关节手术来说，成功的关键在于选择合适的适应证，医生应彻底了解影像学资料，三围解剖，所开展的手术应该实用。

（闫 旭 译　阚世廉 李世民 校）

参考文献

1. Andrews JR, Carson WG. Arthroscopy of the elbow. Arthroscopy 1985;1(2):97–107.
2. Andrews JR, St Pierre RK, Carson WG, Jr. Arthroscopy of the elbow. Clin Sports Med 1986;5(4):653–62.
3. Baker CL, Brooks AA. Arthroscopy of the elbow. Clin Sports Med 1996;15(2):261–81.
4. Brownlow HC, O'Connor-Read LM, Perko M. Arthroscopic treatment of osteochondritis dissecans of the capitellum. Knee Surg Sports Traumatol Arthrosc 2006;14(2):198–202.
5. Guhl JF. Arthroscopy and arthroscopic surgery of the elbow. Orthopedics 1985;8(10):1290–6.
6. Kelly EW, Morrey BF, O'Driscoll SW. Complications of elbow arthroscopy. J Bone Joint Surg Am 2001;83A(1):25–34.
7. McGinty JB. Arthroscopic removal of loose bodies. Orthop Clin North Am 1982;13(2):313–28.
8. McLaughlin RE, II, Savoie FH, III, Field LD, Ramsey JR. Arthroscopic treatment of the arthritic elbow due to primary radiocapitellar arthritis. Arthroscopy 2006;22(1):63–9.
9. Morrey BF. Arthroscopy of the elbow. Instr Course Lect 1986;35:102–7.
10. Morrey BF. Complications of elbow arthroscopy. Instr Course Lect 2000;49:255–8.
11. Moskal MJ, Savoie FH, III, Field LD. Elbow arthroscopy in trauma and reconstruction. Orthop Clin North Am 1999;30(1):163–77.
12. Mullett H, Sprague M, Brown G, Hausman M. Arthroscopic treatment of lateral epicondylitis: clinical and cadaveric studies. Clin Orthop Relat Res 2005;439:123–8.
13. Noonburg GE, Baker CL, Jr. Elbow arthroscopy. Instr Course Lect 2006;55:87–93.
14. O'Driscoll SW. Elbow arthroscopy for loose bodies. Orthopedics 1992;15(7):855–9.
15. O'Driscoll SW, Morrey BF. Arthroscopy of the elbow. Diagnostic and therapeutic benefits and hazards. J Bone Joint Surg Am 1992;74(1):84–94.
16. Ramsey ML. Elbow arthroscopy: basic setup and treatment of arthritis. Instr Course Lect 2002;51: 69–72.
17. Reddy AS, Kvitne RS, Yocum LA, Elattrache NS, Glousman RE, Jobe FW. Arthroscopy of the elbow: a long-term clinical review. Arthroscopy 2000;16(6): 588–94.
18. Savoie FH, III, Field LD. Arthrofibrosis and complications in arthroscopy of the elbow. Clin Sports Med 2001;20(1):123–9, ix.
19. Savoie FH, III, Nunley PD, Field LD. Arthroscopic management of the arthritic elbow: indications, technique, and results. J Shoulder Elbow Surg 1999;8(3): 214–9.
20. Steinmann SP, King GJ, Savoie FH, III. Arthroscopic treatment of the arthritic elbow. J Bone Joint Surg Am 2005;87(9):2114–21.
21. Morrey BF, Askew LJ, Chao EY. A biomechanical study of normal functional elbow motion. J Bone Joint Surg Am 1981;63(6):872–7.
22. Mansat P, Morrey BF. The column procedure: a limited lateral approach for extrinsic contracture of the elbow. J Bone Joint Surg Am 1998; 80(11):1603–15.
23. Bryan RS, Morrey BF. Extensive posterior exposure of the elbow. A triceps-sparing approach. Clin Orthop Relat Res 1982;(166):88–92.
24. Wadsworth TG. A modified posterolateral approach to the elbow and proximal radioulnar joints. Clin Orthop Relat Res 1979;(144):151–3.
25. Abboud JA, Ricchetti ET, Tjoumakaris F, Ramsey ML. Elbow arthroscopy: basic setup and portal placement. J Am Acad Orthop Surg 2006; 14(5):312–8.
26. Adams JE, Steinmann SP. Nerve injuries about the elbow. J Hand Surg [Am] 2006;31(2):303–13.
27. Lindenfeld TN. Medial approach in elbow arthroscopy. Am J Sports Med 1990;18(4):413–7.
28. Field LD, Altchek DW, Warren RF, O'Brien SJ, Skyhar MJ, Wickiewicz TL. Arthroscopic anatomy of the lateral elbow: a comparison of three portals. Arthroscopy 1994;10(6):602–7.
29. Lynch GJ, Meyers JF, Whipple TL, Caspari RB. Neurovascular anatomy and elbow arthroscopy: inherent risks. Arthroscopy 1986;2(3):190–7.
30. Miller CD, Jobe CM, Wright MH. Neuroanatomy in elbow arthroscopy. J Shoulder Elbow Surg 1995;4(3):168–74.
31. Papilion JD, Neff RS, Shall LM. Compression neuropathy of the radial nerve as a complication of elbow arthroscopy: a case report and review of the literature. Arthroscopy 1988;4(4):284–6.
32. Ruch DS, Poehling GG. Anterior interosseus nerve injury following elbow arthroscopy. Arthroscopy 1997;13(6):756–8.
33. Stothers K, Day B, Regan WR. Arthroscopy of the elbow: anatomy, portal sites, and a description of the proximal lateral portal. Arthroscopy 1995;11(4): 449–57.
34. Thomas MA, Fast A, Shapiro D. Radial nerve damage as a complication of elbow arthroscopy. Clin Orthop Relat Res 1987(215):130–1.
35. Poehling GG, Whipple TL, Sisco L, Goldman B. Elbow arthroscopy: a new technique. Arthroscopy 1989;5(3):222–4.

第 9 章

小切口重建肘关节内侧副韧带

Christopher C. Dodson, Steven J. Thornton, and David W. Altchek

肘关节的内侧副韧带（MCL）前束对于外翻负荷起主要的限制作用。投掷运动员容易出现肘关节内侧副韧带前束损伤的观点已经得到验证，其原因为过顶投掷运动中反复的外翻负荷作用于肘关节所致[14]。最早的病况描述出现在标枪运动员身上，[5]这种损伤只在过顶投掷运动员身上出现，棒球运动中的投手是最普遍的人群。这种 MCL 损伤也同样出现在摔跤、网球、受到职业足球以及手臂摔跤运动员身上。[1,5-7]在 MCL 损伤后，肘关节外翻不稳定的症状会随之出现，必须进行手术治疗。尽管非投掷项目运动员在 MCL 损伤后通过非手术治疗可以取得优异的治疗结果，[8,9]但是对于投掷运动员来说可能会导致职业生涯的终结，所以对于他们必须采取手术治疗。

生物力学和解剖

MCL 复合体由前束、后束和横束组成。[10]（图 9.1）前束已被证实对于肘关节的外翻应力起主要的限制作用[11-15]。过顶投掷运动员的前束损伤会出现肘关节的不稳定伴发伤残性疼痛[9,16-19]。前束和后束均起源于肱骨内上髁。前束起源于肱骨内上髁的前下面[10,20-22]，止于尺骨的高耸结节[10,22,23]。在冠状面前束宽度平均为内上髁宽度的 2/3[22]。平均宽度为 4.7mm，平均长度为 27mm[21]。后束为三角形，更短，呈扇形分布，起于内上髁的后下面，止于尺骨鹰嘴内侧缘[14]。

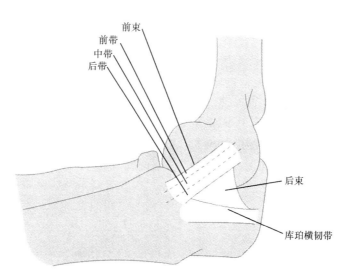

图 9.1　MCL 复合体的示意图。前束由三个带组成。前束的前侧带对外翻应力起主要的限制作用。（From Dodson CC，Altchek DW. The Management of Medial Collateral Ligament Tears in the Athlete. Oper Tech Sports Med：14（2）：75-80，2006，with permission.）

前束又可分成几个独立的带，它们的作用像一个齿轮，在肘关节屈曲和伸直时呈交互式紧张[14,21,24]。在尸体解剖研究中，Callaway 等[10]应用外翻力矩可以连续性的切断 MCL。前束的前侧带在肘关节屈曲 30°、60°和 90°时对于外翻旋转有首要的限制作用。而在屈曲 120°时前束的后侧带与前侧带有联合性限制作用。在一个独立的研究中，Field 和 Altchek[25]通过关节镜评估了 MCL 损伤后关节的可见性松弛。他们发现在任何标本中除非将前束完全切断，否则肱尺关节不能开放可见。然而，在运动员中进行精细检查时，可以对前束完整的处理而将关节打开 1~2mm。证据表明在肘关节屈曲 60°~75°时可以看到最大程度的外翻性松弛。

尺侧屈腕肌（FCU）是主要覆盖 MCL 的肌肉[26]。它是屈曲—旋前肌肉最后侧的结构，直接覆盖 MCL 的前束。因此，从位置上 FCU 对 MCL 发挥外翻稳定性作用提供了直接的支持。FCU 对肘关节外翻应力起到次要的限制作用，对 FCU 的保护在 MCL 重建手术中非常重要。其手术技术将在后续进行描述。

尺神经走行与 MCL 非常接近。它在内侧肘关节的前面，于内上髁接近走行在内侧肌间隔的后侧。一旦从内侧肌间隔前侧穿出，便进入内上髁后侧的肘管内。然后尺神经朝向高耸结节后侧方向行走，在这一平面进入 FCU 并发出神经支配。熟悉这些解剖结构是至关重要的，它可以避免在 MCL 重建手术中造成医源性损伤。

病史及物理检查

在对于过顶运动员肘内侧主诉的评估中，先获得详细的病史是非常重要的。询问的重点应放在症状的慢性迁延过程以及对过顶投掷运动的影响上。包括投掷的速度、准确性和耐力的改变都应该记录下来。

很多运动员为了缓解疼痛而修正其投掷技巧，这一点很重要。然而，他们应用修正的技巧却不能达到曾经的最大投掷速度。在什么投掷阶段引起疼痛也是一个重要的方面。Conway 等已经证实在肘关节内侧不稳定的运动员中，将近 85%会在投掷加速阶段出现不适主诉，而有至少 25%的运动员会在投掷减速阶段出现疼痛[1]。相同的研究也表明，在 MCL 损伤的患者中有至少 40%会伴发尺神经炎[1]。因此，尺神经是否有损伤的病史也应该被考虑在内，因为两者有很大的相关性。

患者将会表现出一次急性发作，或者是慢性迁延过程中的一次急性发作。在一次急性发作中，患者会主诉听到"砰"的一声随后出现肘内侧的剧烈疼痛，并不能继续做投掷动作。在慢性过程中的急性发作中，患者会主诉曾经在一段相当长的时间内经历过不影响投掷的疼痛发作，这一点有别于不能全速度做投掷动作的单纯急性发作。

在查体时关节主动的和被动的活动范围都应该被记录下来。注意是否有捻发音、疼痛以及机械性阻挡。患者承受长期关节的外翻负荷会出现内后侧的骨赘以阻挡关节完全伸直。在查体时应尽可能保持肢体的放松。

由于有屈曲旋前肌肉的被覆，所以在 MCL 起点处的直接触诊并不可靠。然而，在此区域的触诊仍有可能引出不适的体征。尺神经的触诊（例如 Tinel 征）可以评估是否有尺神经炎或是神经半脱位所引起的感觉异常。内上髁屈曲旋前肌肉抵止处的触诊可能出现压痛。由于疼痛还会诱发前臂旋前肌的肌抵抗。这正是 MCL 损伤和屈曲旋前肌腱炎的区别所在。

几个试验被用来检查 MCL 是否存在损伤。一般来说，我们发现外翻应力试验和移动外翻应力试验有很高的特异性。做外翻应力试验时，检查者站在受检者前臂远端，在肘关节屈曲30°位于冠状面对关节施以外翻应力，另一只手触诊MCL（图9.2）。如果患者主诉肘关节内侧疼痛加剧或是出现外翻不稳定，则试验为阳性。然而，需要注意的是在这些病例中，外翻不稳定的程度很小，以至于通过这种检查手法无法引出。因此，疼痛可能是外翻应力试验证明MCL损伤的唯一指征。移动外翻应力试验最早由O'Driscoll提出[27]。试验是对肘关节施以外翻应力由屈曲位置迅速伸直（图9.3）。阳性体征为肘关节由屈曲120°至屈曲70°的移动范围关节内侧出现疼痛，这是由于对MCL施以切应力的结果。我们还经常使用"挤牛奶手法"，即检查者拉住受检肘关节一侧的拇指，使拇指和前臂旋后，肩外展，肘关节屈曲至90°。肘关节的不稳定以及受检者对疼痛的忧虑为阳性表现，提示前束的后侧带损伤。

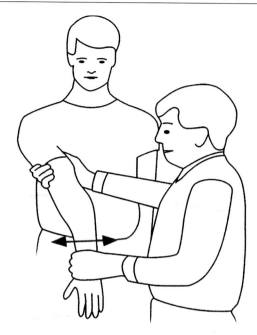

图9.2 外翻应力试验。检查者用一只手固定受检者肘关节，另一只手于肘关节屈曲大约30°时对其施以外翻应力。评估MCL位置触诊是否有压痛以及是否有外翻松弛。

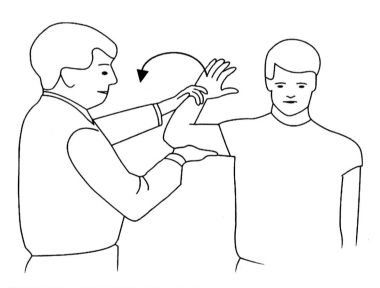

图9.3 移动外翻应力试验 肘关节在最大屈曲角度时开始应用外翻应力，并使其迅速伸直。一般在屈曲120°～70°时产生疼痛为试验阳性。

肘关节后侧碰撞仅次于后内侧尺骨鹰嘴骨赘，在检查时也应该注意。通过外翻伸直超负荷试验能够很好的评估。受检者前臂处于旋后位，检查者一只手固定肘关节，另一只手对其施以外翻应力，使肘关节由屈曲迅速完全伸直。肘关节后内侧疼痛提示试验阳性。

影像学

X线片是评价肘关节的"金标准"。常规检查包括正位（AP），侧位和斜位，能够发现MCL是否有钙化，肱尺关节内侧和鹰嘴后缘尖端是否有骨刺，以及鹰嘴窝内是否存在游离体（图9.4）。应力X线片能够辅助诊断MCL的撕裂[28,29]，但是我们并不作为常规使用。

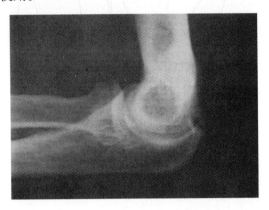

图9.4 肘关节X线侧位片显示在鹰嘴尖端有明显的骨赘形成。患者的X线与外翻伸直负荷试验结果是一致的，需要MRI扫描来评估MCL。[From Dodson CC, Altchek DW. The Management of Medial Collateral Ligament Tears in the Athlete. Oper Tech Sports Med：14（2）：75-80, 2006, with permission.]

我们建议对每个怀疑MCL撕裂的患者进行核磁共振（MRI）扫描。一些研究已经表明，在MRI扫描前在关节内注射盐水可以增加发现MCL部分撕裂的敏感度[30]。

我们现在应用三维容积性梯度回波和快速自旋回波技术，对肘关节进行薄层（＜3mm）影像扫描，增加了MCL部分撕裂的可视化程度，进而避免了关节内注射[31,32]。部分撕裂在MRI中表现为韧带全层内的部分中断不连续。完全断裂在冠状面MRI扫描中表现为垂直走向的韧带内信号强度增加，局部断裂出现正常低信号（图9.5）。在没有MCL撕裂的慢性韧带损伤中，MCL表现为总体信号增强，韧带增厚并且没有局部不连续性存在。由于关节镜在评估MCL时对前束的可视化程度有限[25]，所以MRI对于区分韧带撕裂和屈曲或旋前肌腱病变是一种行之有效的方法。而且，尺神经炎在MRI中表现为神经粗大，神经内信号增强。肱桡关节的骨软骨嵌入性损伤也可能在MRI中被发现，这些强调了获取适当的软骨脉冲序列测定的重要性。

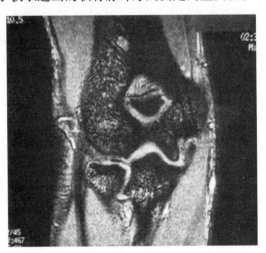

图9.5 冠状面MRI扫描显示MCL非正常的信号和肱骨插入性结构，提示完全性撕裂。[From Dodson CC, Altchek DW. The Management of Medial Collateral Ligament Tears in the Athlete. Oper Tech Sports Med：14（2）：75-80, 2006, with permission.]

对接程序的发展

在最初的MCL重建操作程序中，Jobe提出早期的经验可以归纳为一些关注点。这些关注点包括：①移植物在最终的修补后能够获得足够的张力；②屈肌起点分离后产生的潜在并发症；③在内上髁有限的区域内钻3个巨大的孔所产生的潜在并发症；④常规尺神经前移所产生的并发症；⑤游离肌腱移植缝合修补的力量。因此，在1996年，资深作者（DWA）开始寻找替代的方法重建MCL并能够解决这些关注点。其结果是对接程序被提及，它有如下优点：①常规关节镜评价肘关节前侧和后侧部分，观察关节的松弛度；评价和治疗继发外翻伸直超负荷的后内侧损伤；②使用肌肉分离"安全区"切口；③避免常规尺神经前移；④减少在内上髁打孔的数量，由 3 个变成 1 个；⑤在骨隧道内调整肌腱至合适的张力进行修补[33]。

外科技术

在我们医院，该手术在局部麻醉下进行，麻醉起效后，患者采取仰卧位，应用气性止血带，上肢采用常规的无菌方式进行准备和包裹。使用手臂夹持器，上臂和前臂被置于胸前，以备关节镜评估肘关节（图9.6）。

关节内注射大约 40～50mL 盐水，采用前外侧切口，使用关节镜检查关节前侧部分关节表面。在此点做关节镜应力试验。在肘关节屈曲90°位，前臂旋前并对肘关节应用外翻应力。试验阳性提示 MCL 功能不全，则在内侧肱骨和尺骨间切开大于 2mm[25]（图9.7）。

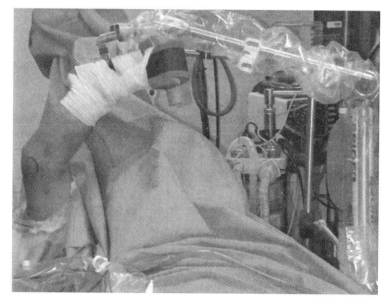

图 9.6　上臂和前臂由手臂夹持器固定于胸前，利于关节镜检查肘关节。

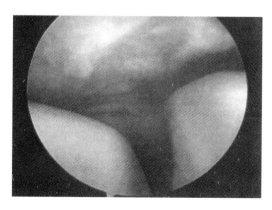

图 9.7　外翻应力试验阳性的关节镜图片。标注在尺骨和肱骨之间增加切口，提示 MCL 功能不全。

在检查完肘关节前侧部分后，开始检查后侧部分。做后外侧切口检查鹰嘴及肱骨窝是否有游离体或是骨刺。检查肱骨滑车是否存在关节面损伤。最后，使用改进的关节镜通过肱骨后侧与鹰嘴间的骨槽评价肱桡关节后侧。经三头肌切口在尺骨鹰嘴尖端水平通过三头肌腱中心做，该切口允许行游离体、骨赘及软骨微骨折的切除。

一旦关节镜检查完毕，将手臂从夹持器上取下，放在手术台上。在腕掌侧屈曲横纹上做 1cm 切口，取游离掌长肌腱。如果掌长肌腱缺如，则取同侧股薄肌。在切取时，肌腱可视的部分用 1 号 Ethibond 缝线以 Krackow 法缝合给予标记，不可视的部分使用肌腱剥离器切取（图9.8a，b）。

随后切口间断缝合，切取的肌腱放在湿海绵中置于手术台上。

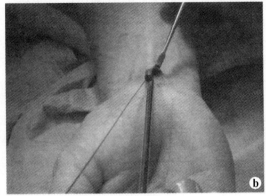

图9.8　（a）当掌长肌腱存在时，可切取做移植重建。肌腱可视部分做缝合标记。（b）沿着标记的肌腱使用肌腱剥离器切取剩余部分。

在手臂应用气性止血带驱血后，从上臂内侧肌间隔远1/3处经过肱骨内上髁至尺骨高耸结节以远2cm做8~10cm切口。当暴露出前臂屈曲—旋前肌肉筋膜时，应注意避免损伤正中神经前臂皮支，该皮支经常从手术区域经过。一个肌肉分离切口选择在FCU肌肉前内侧进入，穿过屈曲旋前肌肉的后1/3。这个入路的好处是它是一个真正的神经支配界面，允许对原MCL做充分的暴露，相比在起点处分离屈曲旋前肌肉创伤更小[34]。然后纵向切开MCL前束即可暴露关节。

先行暴露尺骨骨隧道的位置。隧道后方骨孔位于尺骨高耸结节后侧4~5mm，需要手术医师做骨膜下剥离，注意保护尺神经。应用3mm钻头形成前后方向的骨隧道，使得高耸结节处呈2cm的骨桥。再应用小弧形刮匙做隧道两侧的连接，小心操作以免损伤骨桥。使用缝合导引器通过隧道行环形缝合。第二步暴露肱骨骨隧道的位置。沿原MCL向近心端延长切口至内上髁水平。应用4mm钻头沿内上髁轴向方向做纵向骨隧道，操作必须小心以免损伤内上髁后侧骨皮质。内上髁的上边界，即内侧肌间隔的前方，在暴露出来后应用1.5mm钻头做两个小的穿出孔。两个孔间隔约5mm~1cm。再用缝合导向器在每个穿出孔做一个环形缝合，这将在移植中用到。在肘关节复位后，原MCL切口使用2号可吸收线进行缝合。

在前臂旋后，对肘关节施以轻柔的内翻应力，将移植肌腱由前向后通过尺骨骨隧道（图9.9）。肌腱的一端已经缝合的缝线通过肱骨骨隧道从一个穿出孔穿出。第一个移植肌腱游离端已经完成与肱骨的"对接"。肘关节复位后，移植肌腱的第二个游离端靠近肱骨骨隧道，然后拉伸移植肌腱以确定其最佳的长度。以两个游离端都能够到达穿出孔为参考并决定其最终长度。决定长度后在肌腱上以点进行标注，并用1号Ethibond缝线以Krackow法缝合（图9.10）。在Krackow缝线以远切除多余的移植肌腱，将此游离端穿入肱骨骨隧道，完成安全对接。缝线穿出另一个穿出孔。

肘关节做全范围的活动以调整移植体张力。一旦手术医师满意后，即可将从两穿出孔穿出的缝线打结系紧（图9.11）。松止血带并止血，如果术前检查提示尺神经炎，则行尺神经前移。否则，拉拢屈曲旋前肌肉筋膜并逐层关闭切口。在肘关节置于屈曲45°旋转中立位的成形托中，不固定手和腕。

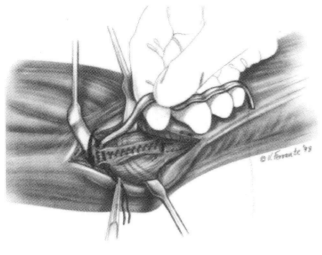

图 9.9　移植肌腱由前向后通过尺骨骨隧道。一端对接肱骨骨隧道，缝合线从穿出孔穿出。

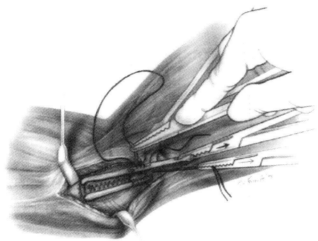

图 9.10　在肌腱上标记最终长度并在此处标记缝线。（From Rohrbough et al. [33]）

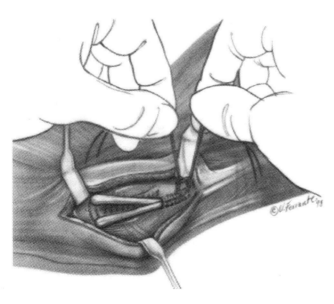

图 9.11　一旦移植肌腱两端成功对接入肱骨骨隧道，就将两端的缝线打结。（From Rohrbough et al. [33]）

术后管理

从术后开始，患者手臂置于成形托内大约 1 周。在术后第一次随访时，拆除缝线，肘关节改用铰链式支具保护。逐渐地，允许肘关节做伸直 30°至屈曲 90°范围内的活动。从第三周至第五周，活动范围增加到伸直 15°至屈曲 105°。如果是从对侧取得掌长肌腱则鼓励对侧腕屈曲功能锻炼。在术后 6 周，不再持续佩戴支具而开始物理治疗，治疗重点集中在肩和前臂力量以及肘关节活动范围的恢复上。术后 12 周，患者开始进一步的物理治疗，包括躯干及肩和肩胛骨力量的恢复。正式的投掷恢复训练开始于术后 16 周。投掷的距离在 45 英尺（1 英寸 = 0.3 米）内，然后有规律地呈阶段性递增。如果在一个阶段内出现疼痛，则返回上一个阶段进行恢复和治疗。如果在术后 9 个月时患者可以投掷到 180 英尺而不出现疼痛，我们则允许他在小山上投掷。我们一般不建议在术后一年内开始竞技性投掷。

结果

Conway 等[1]指导了应用最初的技术所开展的第一次研究。Jobe[3]描述该研究包括屈曲旋前肌肉的分离和常规的尺神经移位。只有 68% 的患者能够重返原来的或是更高级别的竞技运动中。而且，有 21% 的患者发展为术后尺神经相关性神经病。

Thompson 和 Jobe 第一个报道了使用肌肉分离入路，以不进行尺神经移位的方法对 83 例运动员进行重建 MCL 的研究。在该研究中，有 33 例随访时长至少 2 年以上。手术结果是优的有 27 例（82%），良的有 4 例（12%），一般是 2 例（6%）。在这些患者重返先前的竞技运动中后其治疗结果优的比率达到 93%。从那以后一些作者也报道了应用肌肉分离入路或尺神经移位的方法进行

MCL 重建，这些研究中尺神经相关并发症的发病率在 8% ~9% [35,36]。

我们近期已经报道了应用对接技术连续重建 MCL 的 100 例的研究，平均随访时间为 3 年[37]。没有失访的病例。100 例中的 90 例（90%）重返或超越原有的竞技水平至少 1 年的水平，应用 Conway-Jobe 分型标准评定为"优"。7 例评定为良，即从事较原来低一级的竞技运动至少 12 个月。2 例（2%）结果为差，不能够继续从事投掷运动。

在我们的研究中，对 22% 的患者进行了尺神经皮下移位筋膜悬吊手术。没有出现术后合并症。2 例（2%）在术后重返投掷运动至少 1 年后又进行了尺神经移位手术。他们在术前并没有尺神经症状，而且在随访结束后都获得了优的治疗结果[37]。

综上所述，我们在重建之前常规应用关节镜对肘关节前侧和后侧进行评估。在这组病例研究中，由关节内的病变继发外翻伸直超负荷的力学机制并不常见。100 例中有 45 例（45%）存在关节内病变，在重建之前应用关节镜进行了治疗[37]。而在这 45 例中，有 25 例通过术前的影像学检查发现了关节内的损伤。如果不应用关节镜，治疗需要行后侧的关节切开术，而且尺神经移位手术是必须的。应用关节镜切口更小，避免了强制性神经移位。在常规应用关节镜之前，我们的患者进行了重复性的手术，其原因不明，或是在先前的治疗过程里接受过关节镜的治疗。

摘要

我们认为对于"对接技术"的修改能够帮助患者重返竞技运动并获得优异的治疗结果。这项技术已经被证实为切口更小，是一种可靠的重建 MCL 的方法。

（尹　路 译　阚世廉 李世民 校）

参考文献

1. Conway JE, Jobe FW, Glousman RE, Pink M. Medial instability of the elbow in throwing athletes. Treatment by repair or reconstruction of the ulnar collateral ligament. J Bone Joint Surg Am 1992;74(1):67–83.
2. Hamilton CD, Glousman RE, Jobe FW, Brault J, Pink M, Perry J. Dynamic stability of the elbow: electromyographic analysis of the flexor pronator group and the extensor group in pitchers with valgus instability. J Shoulder Elbow Surg 1996;5(5):347–354.
3. Jobe FW, Stark H, Lombardo SJ. Reconstruction of the ulnar collateral ligament in athletes. J Bone Joint Surg Am 1986;68(8):1158–1163.
4. Tullos HS, Erwin WD, Woods GW, Wukasch DC, Cooley DA, King JW. Unusual lesions of the pitching arm. Clin Orthop 1972;88:169–182.
5. Waris W. Elbow injuries of javelin-throwers. Acta Chir Scand 1946;93:563–575.
6. Kenter K, Behr CT, Warren RF, O'Brien SJ, Barnes R. Acute elbow injuries in the National Football League. J Shoulder Elbow Surg 2000;(9):1–5.
7. Thompson WH, Jobe FW, Yocum LA, Pink MM. Ulnar collateral ligament reconstruction in athletes: muscle-splitting approach without transposition of the ulnar nerve. J Shoulder Elbow Surg 2001;10(2):152–157.
8. Josefsson O, Gentz CF, Johnell O, et al. Surgical versus non-surgical treatment of ligamentous injuries following dislocation of the elbow joint. J Bone Joint Surg Am 1987;69:605–608.
9. Miller CD, Savoie FH, III. Valgus Extension Injuries of the Elbow in the Throwing Athlete. J Am Acad Orthop Surg 1994;2(5):261–269.
10. Callaway GH, Field LD, Deng XH, Torzilli PA, O'Brien SJ, Altchek DW, et al. Biomechanical evaluation of the medial collateral ligament of the elbow. J Bone Joint Surg Am 1997;79(8):1223–1231.
11. Hotchkiss RN, Weiland AJ. Valgus stability of the elbow. J Orthop Res 1987;5(3):372–377.
12. Morrey BF, An KN. Articular and ligamentous contributions to the stability of the elbow joint. Am J Sports Med 1983;11(5):315–319.
13. Morrey BF, Tanaka S, An KN. Valgus stability of the elbow. A definition of primary and secondary restraints. Clin Orthop 1991;265:187–195.
14. Regan WD, Korinek SL, Morrey BF, An KN. Biomechanical study of ligaments around the elbow joint. Clin Orthop 1991;271:170–179.
15. Sojbjerg JO, Ovesen J, Nielsen S. Experimental elbow instability after transaction of the medial collateral ligament. Clin Orthop 1987;218:186–190.
16. Andrews JR, Whiteside JA. Common elbow problems in the athlete. J Orthop Sports Phys Ther 1993;17(6):289–295.
17. Glousman RE, Barron J, Jobe FW, Perry J, Pink M. An electromyographic analysis of the elbow in normal and injured pitchers with medial collateral ligament insufficiency. Am J Sports Med 1992;20(3):311–317.
18. Timmerman LA, Schwartz ML, Andrews JR. Preoperative evaluation of the ulnar collateral ligament by magnetic resonance imaging and computed tomography arthrography. Evaluation in 25 baseball players with surgical confirmation. Am Sports Med 1983;11(2):83–88.
19. Wilson FD, Andrews JR, Blackburn TA, McCluskey G. Valgus extension overload in the pitching elbow. Am J Sports Med 1983;11(2):83–88.
20. Fuss FK. The ulnar collateral ligament of the human elbow joint. Anatomy, function, and biomechanics. J Anat 1991;175:203–212.
21. Morrey BF, An KN. Functional anatomy of the ligaments of the elbow. Clin Orthop 1985;201:84–90.
22. O'Driscoll SW, Jaloszynski R, Morrey BF, An KN. Origin of the medial ulnar collateral ligament. J Hand Surg Am 1992;17(1):164–168.
23. Timmerman LA, Andrews JR. Undersurface tear of the ulnar collateral ligament in baseball players. A newly recognized lesion. Am J Sports Med 1994;22(1):33–36.
24. Schwab GH, Bennett JB, Woods GW, Tullos HS. Biomechanics of elbow instability: the role of the medial collateral ligament. Clin Orthop 1980;146:42–52.
25. Field LD, Callaway GH, O'Brien SJ, Altchek DW. Arthroscopic assessment of the medial collateral ligament complex of the elbow. Am J Sports Med 1995;23(4):396–400.
26. Davidson PA, Pink M, Perry J, Jobe FW. Functional anatomy of the flexor pronator muscle group in relation to the medial collateral ligament of the elbow. Am J Sports Med 1995;23(2):245–250.
27. O'Driscoll SW, Lawton RL, Smith AM. The "Moving Valgus Stress Test" for medial collateral ligament tears of the elbow. Am J Sports Med 2005;33(2):231–239.
28. Ellenbecker TS, Mattalino AJ, Elam EA, Caplinger RA. Medial elbow joint laxity in professional baseball pitchers. A bilateral comparison using stress radiography. Am J Sports Med 1998;26(3):420–424.
29. Rijke AM, Goitz HT, McCue FC, Andrews JR, Berr SS. Stress radiography of the medial elbow ligaments. Radiology 1994;191(1):213–216.
30. Schwartz ML, Al Zahrani S, Morwessel RM, Andrews JR. Ulnar collateral ligament injury in the throwing athlete: evaluation with saline-enhanced MR arthrography. Radiology 1995;197(1):297–299.
31. Gaary EA, Potter HG, Altchek DW. Medial elbow pain in the throwing athlete: MR imaging evaluation. Am J Roentgenol 1997;168(3):795–800.
32. Potter HG. Imaging of posttraumatic and soft tissue dysfunction of the elbow. Clin Orthop 2000;370:9–18.
33. Rohrbough JT, Altchek DW, Hyman J, et al. Medial collateral ligament reconstruction of the elbow using the docking technique. Am J Sports Med 2002;30(4):541–548.
34. Smith GR, Altchek DW, Pagnani MJ, Keeley JR. A muscle-splitting approach to the ulnar collateral ligament of the elbow. Neuroanatomy and operative technique. Am J Sports Med 1996;24(5):575–580.

35. Azar FM, Andrews JR, Wilk KE, et al. Operative treatment of ulnar collateral ligament injuries of the elbow in athletes. Am J Sports Med 2000;28:16–23.

36. Elattrache NS, Bast SC, Tal D. Medial collateral ligament reconstruction. Tech Shoulder Elbow Surg 2001;2(1):38–49.

37. Dodson CC, Thomas A, Dines JS et al. Medial collateral ligament reconstruction of the elbow in throwing athletes. Am J Sports Med 2006;34:1926–1932.

第 *10* 章 | 小切口修复肱二头肌远端肌腱

Bradford O. Parsons, and Matthew L. Ramsey

肱二头肌抵止点断裂过去被认为是比较罕见的损伤，早期的文献报道对这种损伤主要采用保守治疗，取得了满意的疗效[1]。但近期的文献报道认为一些要求较高的患者愈后旋后力量及耐受力不足，且屈曲的角度减小，这些结果变成急诊修复的手术指证[2-6]。近期文献报道的肱二头肌远端断裂的频率比以前高，可能与医生对这种损伤的认知度的提高有关，且大多数外科医生建议早期修复以维持旋后和屈曲力量及忍耐力。

肱二头肌完全断裂按时间分为两类：肱二头肌断裂在 4 周以内为急性撕裂，而超过 4 周为慢性损伤。对于慢性撕裂，肌纤维纤维化的完整性对肌肉的回缩程度起了作用并再现肌腱断裂。更新一些的文献报道根据部位将肱二头肌部分断裂分为抵止点部分断裂和非抵止点部分断裂[7-10]。一些传统上采用保守治疗的一些分级较高、有症状的部分断裂的病例已经开始显现手术的重要性[8]。

当有修复指证时，最常见的手术方式有两种，其一采用一个切口修复，用锚缝合线；或者用其他方法将二头肌锁定在桡骨粗隆上。更常用的是采用两个切口，利用桡骨粗隆骨槽或管道进行固定，即改良的 Boyd-Anderson 技术[11]。是采用一个切口还是两个切口技术存在争论，已经有许多文献报道，试图证明哪个方法"更好"[12-16]。两切口技术的支持者认为这项技术是将肌腱直接固定在骨槽内，所以修复更牢固。另外，神经血管并发症的出现率更低些[16-18]。一切口技术的支持者认为单切口技术修复力量同两切口技术力量一样强，但异位骨化和尺桡骨连接的风险会最小化，因为在修复过程中肌腱没有通过桡、尺骨[14,19,20]。争论仍然很激烈，因此我们将两种方法都加以介绍，这两种方法都可以用来修复急性二头肌远端断裂。

病理解剖

大多数二头肌断裂发生在桡骨粗隆的抵止点处，通常有肌腱的退变或部分撕裂。二头肌是上臂肌间隔内最掌侧的肌肉，并延伸出纤维形成二头肌腱膜。二头肌腱膜发自二头肌的内侧，向肘窝的掌侧散开与尺侧屈腕肌的近端相连接。二头肌肌腱远端抵止于桡骨粗隆。

了解肘关节周围的神经血管结构，尤其是前臂外侧皮神经、正中神经、桡神经以及骨间背侧神经，是手术时避免损伤这些组织的关键。前臂外侧皮神经是肌皮神经的感觉支的终末支，在肘窝处位于二头肌的外侧。正中神经在肘窝处位于二头肌的内侧，桡神经在肘关节以近位于肱肌和肱桡肌之间，然后分为桡神经浅支（感觉支）和深支（骨间背侧神经）。骨间背侧神经在桡骨近端的外侧穿入旋后肌，而桡神经浅支在肱桡肌的深面走行到前臂远端。

肱二头肌完全断裂后会回缩，通常回缩至腱膜水平，如果二头肌腱膜未受损，则腱膜会拴着肌腱，如果二头肌腱膜受损，则会缩回到更近侧处。二头肌回缩后会出现自身"蜷曲起来"形成球状，如果早期未发现，可能会退变，若超过 4 周，一期修复将变得很困难或不可能。二头肌管（桡尺骨近端之间）到桡骨粗隆是一个狭窄的管道，大小随前臂的旋转而改变。在旋后位，二头肌占管道空间的 85%，而在旋前位，在尺桡骨之间可以获得更多的空间[21]。

诊断二头肌远端断裂

二头肌急性断裂一般可以通过询问病史和查体进行确诊。二头肌远端断裂通常因为二头肌突然收缩在桡骨粗隆处断裂，在 50 岁男性患者身上多见。患者通常主诉受伤时"嘣"的一声，立即引发肘窝疼痛，并逐渐出现瘀斑。二头肌断裂通常出现二头肌肌腹的轮廓畸形，当二头肌收缩时尤为明显。但是有些患者上肢粗大，临床上很难看到肌肉的畸形，因此临床检查是诊断的关键。

沿着二头肌的走行触诊通常可以出现触疼。肘窝处出现缺陷、空虚表明完全断裂。还要评估肱二头肌腱膜的完整性。如前所述，如果肱二头肌腱膜断裂，肱二头肌可能回缩得更近。在急性期，疼痛通常限制正常的肘关节活动，但随着疼痛和肿胀的消退关节的活动会改善。屈曲的力量常常与检测相等，但可能诱发不适，使二头肌的轮廓畸形更突出。旋后激惹试验更具有诊断意义。肱二头肌完全断裂时，让患者前臂保持在旋后位对抗旋前的力量，力量会减弱，像旋后肌疲劳一样快出现疲劳。有些患者起初的力量很好，评估其旋转力量是很重要的，这也有助于辨认二头肌部分撕裂。

影像学检查对诊断二头肌远端断裂不是非常有价值，结果通常是正常的。核磁检查虽然不是必须的，但有一定帮助，通过询问病史和查体可以确诊。MRI 被用来鉴别部分撕脱，尽管辨认部分撕脱和二头肌腱膜或肌腱炎是困难的[10]。在慢性病例中，当询问病史和查体不能做出明确诊断时，MRI 有助于确诊。

修复指证

多数外科医生建议用手术修复肱二头肌远端断裂[2-4,17,22]。患者一旦被确诊为肱二头肌完全断裂，需要咨询非手术治疗和手术治疗的效果。出版的文献表明早期修复可以获得最好的机会以保存屈曲、旋后的力量和耐力[2-4,17,22]。尽管有一些对受伤上肢要求低的患者对非手术治疗的效果感到满意，但多数肱二头肌远端断裂的中年男性难以忍受上肢功能丢失及与非手术治疗有关的综合征。急性断裂的患者，尤其是在头 10d 内，通常容易接受最低限度的有效手术[18]。但是诊断延迟，尤其是 1~2 个月后，需要采用更大的切口和肌腱移植来重建肌腱缺损[6]。

有症状的非手术治疗无效而评分较高的肱二头肌部分撕裂的患者也容易接受手术治疗。随着对疾病本质认识的提高，这些疾患容易得到确诊，早期的文献报道表明对这类患者修复结果是成功的。

禁忌证

要求低的患者可能拒绝手术。因为有其他疾患不能施行手术的患者应该被安排非手术治疗。与急性撕脱相反，慢性撕脱患者，尤其是在受伤后数月，不可能一期修复。二头肌会瘢痕化及退变，因此短缩和使解剖修复极为困难或不可能做到。二头肌管常常充满瘢痕组织，辨认难的，需要扩大范围暴露以辨认和保护肘窝内的神经血管组织。这些患者很难接受小切口手术。通常需要广泛暴露和做肌腱移植。

什么时候尝试小切口修复肱二头肌远端断裂

断裂发生在 4 周以内，尤其是前两周，常常能用单切口或双切口技术进行修复。原始的 Boyd-Anderson 掌侧切口包括一大的近端沿着二头肌的外侧再转向肘屈侧横纹的 L 形切口[11]（图 10.1）。这种切口通常没有必要应用于急诊患者，尤其是当肱二头肌腱膜完整时，单纯肘横纹切口足以暴露（图 10.2）。如果采用双切口，掌侧切口可以缩小到 2cm，但是如果采用单切口技术（容许另外暴露桡骨粗隆），则可以适当延长。

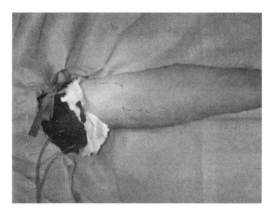

图 10.1　传统的 Boyd-Anderson 皮肤切口。急性期撕脱患者不用延长近端切口，单切口时可以向远端延长。

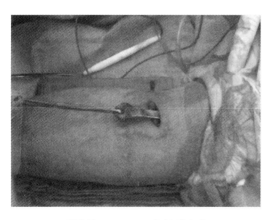

图 10.2　肘横纹以近 2cm 直的横行切口，足以辨认和修复急性撕脱。

熟悉二头肌腱在尺桡骨之间的走行以及撕裂时常常回缩的位置有助于应用小切口技术。典型的二头肌撕裂仅回缩至肘横纹以更接近，且比我们想象的位置浅。肌腱的远侧断端通常在皮下即可触及。如果回缩得较多、慢性损伤撕裂或肱二头肌腱膜断裂时需要采用 Boyd-Anderson 掌侧 L 形切口。

外科手术：双切口技术

体位

患者仰卧位，患肢放置于手术桌上。运用局麻或全身麻醉。上臂气性止血带可能是有帮助的，且应该放置在上臂的近端。手术初始阶段不要给气性止血带充气，因为充气后会影响二头肌的滑动，手术初始阶段尽量不要使用气性止血带。肢体自然下垂，手部覆盖针织的衣料。在肘窝前方肘横纹处画切口线。依据前臂的大小，通常切口长约 2 ~ 3cm 便足够。

仪器使用

双切口手术需要使用适量的仪器和设备。需要双极电凝和标准电烧。我们通常用两个 2 号缝线（Arthrex，Naples，FL）来修复，可能会用非可吸收缝线。在桡骨粗隆处钻孔时还需要电钻和 2.0mm 的钻头。用一个 3.1mm 的圆钻锥在粗隆处做骨槽。采用 Hewson 缝线穿过器使缝线穿过骨管道。

手术

麻醉生效、体位摆好后，肘横纹处做一个 2 ~ 3cm 的切口。分离皮下组织，至深筋膜层。在切口的外侧辨认前臂外侧皮神经并将其拉向外侧。通常可以看到深筋膜有一裂缝，用手指触摸辨认二头肌管以及桡骨粗隆。如果深筋膜完整，则应该切开深筋膜然后辨认二头肌腱的断端。二头肌腱通常回缩到二头肌腱膜水平，但如果二头肌腱膜也撕裂，则会回缩到更近侧的地方。大多数急性期，二头肌腱的断端仅会缩回到切口附近，在深筋膜下方。一旦辨认清楚，即将断端自切口拉出，用 2 号线（或其他坚固的非可吸收线），采用两个 Krakow 方法连续缝合修复。为了便于缝线配对打结，缝线的程度不同，然后钳夹缝线将其穿过后侧切口。

如前所述，在急性期辨认二头肌管通常很

容易。保持前臂旋后位，在肘窝深处可以触及二头肌粗隆。将一把钝圆的止血钳通过桡尺骨之间，紧靠桡骨粗隆进入到前臂后外侧的皮下组织内（图10.3）。小心停留在桡骨表面的内侧，避免损害尺骨骨膜，尽量使尺桡骨骨连接的风险最小化。一旦止血钳通过了桡骨粗隆，前臂即旋后，且尝试通过后外侧的第二切口。

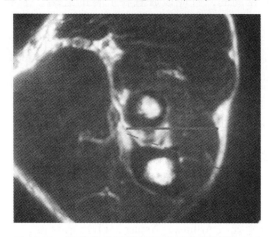

图10.3 绕着桡骨近端仔细通过背侧间隔（用一把钝圆的止血钳或其他钝性器械）到前臂的背侧（红线），以便不接触尺骨或损伤尺骨骨膜（红虚线）。这样可以保证到粗隆的后侧入路通过一肌肉裂缝进入，使尺桡骨骨连接的风险最小化。

双切口手术的背侧切口也是一个"小切口"。Morrey 的改良的 Boyd-Anderson 入路采用肌肉裂隙入路使尺桡骨骨连接的风险最小化[4]（见图10.3）。用一把钝圆的止血钳在桡骨粗隆平面通过尺桡关节来辨认背侧切口的位置。皮肤切口以止血钳为中心，3cm 长的切口足够。顺着切口锐性切口深筋膜，然后用电凝做一肌肉裂隙入路进入桡骨粗隆。在施行这一操作时使前臂尽量旋后，以保护骨间背侧神经（PIN）。

需要切开浅筋膜和指总伸肌。由于肌纤维斜穿伤口，所以需要辨认旋后肌。保持前臂旋后位，切开桡骨粗隆处的旋后肌纤维，此处可触及。然后清理软组织暴露桡骨粗隆。将预留的牵引线放置在切口处，牵引器放置在桡骨粗隆的掌背侧。用一把3.1mm 的圆形尖高速钻孔器在桡骨粗隆处制作一 1.5 cm×5mm 的骨槽，以植入二头肌断端。用 2.0mm 钻头，在桡骨粗隆皮质上钻 3 个孔，两孔间的距离至少应有 5mm（图10.4）。充分冲洗创面去除骨碎屑，尽量使异位骨化降低到最小。

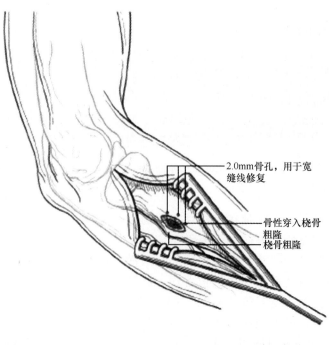

2.0mm骨孔，用于宽缝线修复

骨性穿入桡骨粗隆

桡骨粗隆

图10.4 暴露桡骨粗隆，制作骨槽以容纳二头肌腱断端。在桡骨粗隆皮质上钻 3 个 2.0mm 的骨孔，骨孔之间保留足够的骨桥。

然后将前臂旋后，用一弯止血钳将肌腱缝线穿过二头肌通道，靠近桡骨粗隆进入背侧切口。注意将前臂外侧皮神经放置在二头肌的外侧，不要绕在肌腱上。前臂旋前，将缝线传到背侧。用缝线传导器将近端 Krakow 缝线的近端线穿过桡骨粗隆的近侧骨孔，中间的线穿过中间骨孔，远端缝线穿过远侧的骨孔。一旦这些缝线穿过骨孔，二头肌腱便进入到骨槽。将缝线配对（依据缝线的长短不同进行配对）在背侧的骨桥上打结。

在完成修复手术后，让肘关节旋后，轻微的来回屈伸肘关节，评估移动范围，指导康复。冲洗创面，缝合切口。逐层缝合掌侧切口，并采用皮内缝合。对于慢性损伤的患者，在二头肌缝线穿到背侧时，在打结之前关闭掌侧切口，因为这个时候还容许肘关节伸直和暴露掌侧切口。背侧切口的关闭与掌侧切口关闭相似，采用连续皮内缝合。通常不需要引流。前臂旋后、屈肘 90°外固定。

手术操作：单切口技术

患者体位

同双切口手术一样，患者仰卧位，患肢放置于手术桌上。气性止血带放置在上臂，但通常不充气。肢体自然下垂。

仪器

前面已描述了单切口手术需要的各种器械，缝线锚、纽扣、螺钉等。描述所有的固定方法超越了本文的范围。我们仅介绍采用缝线锚固定在桡骨粗隆的手术，作为单切口技术的代表。任何单线锚、非可吸收缝线足够，多数手术描述用金属锚与可吸收锚对比。需要一个高速钻头来去除桡骨粗隆的皮质以促进肌腱与骨愈合。

手术

一旦麻醉生效、摆好体位、消毒及铺单后，肘横纹处做一倒 L 形皮肤切口，横行切口位于肘横纹，垂直部分自横切口的内侧转向前臂掌内侧（见图 10.1）。急性期患者用手指在皮下即可摸到二头肌的断端，然后将其自切口抽出，所以在双切口技术中所描述的沿着上臂外掌侧向近侧延伸的一段切口通常是不需要的。但是，在慢性损伤的病例中（尤其是超过 4 周），则切口需要向肘横纹的近端延长（使 L 形边长 S 形）。

切开皮肤后，分离皮下组织，直到深筋膜层。在切口的外侧辨认前臂外侧皮神经并将其拉向外侧。在深筋膜层通常可以看到裂缝，用手指可以摸到通向桡骨粗隆的二头肌管。如果筋膜完整，则需要切开后再辨认二头肌断端。二头肌断端通常缩回至腱膜水平，但如果二头肌腱膜撕裂，则会进一步向近端回缩。在大多数急性撕裂中，通常可以用手指就在切口近侧的深筋膜下摸到二头肌的断端。一旦找到二头肌断端，将其自切口抽出，修整断端，用牵引线缝合。去掉肌腱周围的粘连组织以获得最大滑行距离。

如前所述，在急性期患者中，通常很容易辨认二头肌管。保持前臂尽量旋后，在深筋膜下可以触及二头肌粗隆。通常不必暴露桡神经或 PIN，但常常会轻度向外侧回缩。桡返血管通常位于粗隆上且遮挡视线，所以通常需要结扎。结扎桡返血管后将桡动脉拉向内侧。彻底的止血是很重要的。清理粗隆处的软组织，用一高速钻头使粗隆表面变得粗糙以制作肌腱愈合床。冲洗创面，去掉骨屑，使桡尺骨连接形成的机会最小化。

直视下将两个带非可吸收线的骨锚放入粗隆肌腱床的中心。放入骨锚后，检查骨锚与骨的完整性并拉紧骨锚。如果骨锚固定得不好，则可以选择其他的固定方法如内纽扣（Eendo Button），抽出缝线、腱固定螺钉等。将与锚相连的缝线用连续 Krakow 在肌腱的内侧和外侧进行缝合。将这些缝线在二头肌肌腱的扩展部进行打结（图 10.5）。

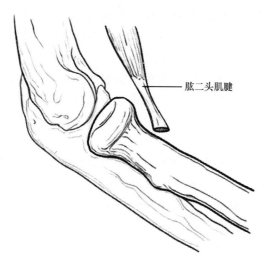

图10.5 将骨锚植入桡骨粗隆后，将与锚相连的每一根缝线以 Krakow 方式缝合到肌腱近端。足够的缝线通过后，近端一起打结。

保持肘屈曲及前臂旋后，牵拉肌腱缝线将二头肌肌腱送至桡骨粗隆（图 10.6）。需要保证内外侧张力相等，且肌腱的断面对着粗隆肌腱床和骨锚。然后将预留的肌腱线打结，保持适当的张力。冲洗创面，评估肌腱修复的完整性以指导康复。保持前臂旋后，轻微背伸肘关节检查关节的活动范围。关闭创面。通常不需要放引流。用敷料覆盖切口，前臂旋后夹板固定于最大旋后位。单切口手术后异位骨化的机会较小，对这些患者也用消炎痛。

术后管理

急诊修复（小于 4 周）后肘关节屈曲、

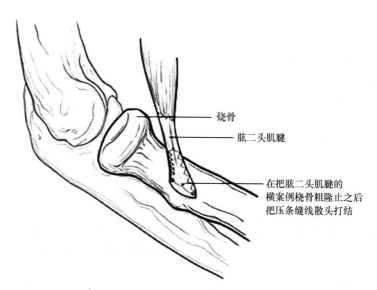

图10.6 将缝合锚远端的缝线拉紧，使肌腱的远端被拉进锚所固定处的骨床，然后缝线打结，这时二头肌回位。

前臂旋后位夹板固定 7 ~ 10d，然后将上肢固定在一个铰链支具内，维持旋后位，在随后的几周内肘关节逐渐伸直。在修复手术中，在装置内背伸时没有张力，术后最初的 7 ~ 10d 内，可能允许患者没有夹板制动。虽然有一些顾虑存在，既要使修复得到保护又要逐渐获得肘关节背伸功能。术后 8 周，在支具的保护下逐渐伸直肘关节，随后进行非限制性获得并加强力量。术后 5 个月以后才能提

重物和进行体育运动。

让患者术后常规口服消炎痛（每天 75mg）6 周，尽量减少异位骨化形成。

结果

二头肌断裂历史上的治疗是非手术或非解剖的混合结果。Morrey 和他的同事查找到与二头肌断裂有关的功能丢失的患者，包括

屈曲和旋后力量降低，并加以报道，屈曲和旋后力量分别恢复达到健侧的97%和95%[4]。近期的分析已经证实了这一发现[3,6,17,23]。最近的一项研究对急诊修复（小于8d）和延迟修复（大于3周）的结果进行比较发现9例患者进行急诊修复和10例延迟修复中的9例患者的结果为优[6]。如果屈曲和旋后力量达到健侧的95%且活动范围正常为优。由同一调查员对147例患者进行调查分析，发现手术治疗结果90%为优，而非手术治疗结果14%为优。

尽管急诊修复的手术指证和结果都很好，但关于单切口和双切口的争论仍然没有停止。许多生物力学研究试图发现哪种方法修复"更强"[13-16]。Pereira和他的同事在尸体标本上比较用骨锚重建止点与肌腱直接种植于骨道内这两种方法，发现通过骨道种植修复更坚强，然而即比原来自身的坚固连接弱[16]。相反，Lemos等通过生物力学分析发现用两个骨锚修复的力量比肌腱直接种植于骨道内的力量更强（263N对比203N）[15]。对其他的固定方法也进行了检查。Idel和他的同事用尸体做实验发现用螺钉固定比骨内种植更坚强[14]。Green等报道认为用内纽扣修复比骨锚或骨道种植更坚强（584N对比178N[13]）。

尽管这些研究给修复力量和固定方法的选择带来一些光明，但在尸体上做生物力学检测还是存在瑕疵，如骨的质量。因此，结合发生的环境分析数据是很重要的。直到随机分组、前瞻性比较单切口和双切口技术得出总结性数据，当修复二头肌远端断裂时，这两种方法都可选择。

并发症

Boyd-Anderson早期的报道双切口手术术后有异位骨化和桡尺骨连接的并发症[4,24]。其他的并发症单切口手术后如神经血管损伤，包括正中神经损伤和桡神经麻痹[18,25-27]。Kel-ly和他的同事对Mayo临床中心一组连续的用改良的双切口技术修复二头肌的病例进行了回顾，发现有74%的并发症发病率[18]。总并发症发病率为31%，包括5例感觉神经麻痹（3例前臂外侧皮神经，2例桡神经），1例PIN麻痹（已解决），4例肘关节前侧疼痛，4例掌侧异位骨化。没发现桡尺骨连接。有趣的是，在这一组病例中神经并发症的发病率与单切口手术的发病率相似。

作者发现当他们把急诊病例（小于10d）从亚急诊（10d～3周）和延迟病例（大于3周）分出来后，似乎亚急诊和延迟病例并发症明显高。事实上，亚急诊和延迟修复的所有伴神经麻痹病例需要做掌侧Henry切口延长。因此，他们得出结论：延迟修复需要更充分的暴露，损伤神经血管和其他组织的风险更大。

结论

二头肌在桡骨粗隆抵止点断裂常常导致肢体残疾、屈曲和旋后力量减弱。急诊修复可以恢复坚强有力的功能。因此，尽管切口的选择有争议，但多数作者建议急诊修复。虽然骨科手术的发展推动了微创技术的进展，但对二头肌修复仍是有区别的。急性撕脱的患者，尤其是10d以内的损伤，需要微创修复，依据手术医生的偏好来选择单切口手术还是双切口手术。

（詹海华 译　阚世廉 李世民 校）

参考文献

1. Kron SD, Satinsky VP. Avulsion of the distal biceps brachii tendon. Am J Surg 1954;88(4):657–9
2. Baker BE, Bierwagen D. Rupture of the distal tendon of the biceps brachii. Operative versus non-operative treatment. J Bone Joint Surg Am 1985;67(3):414–7
3. D'Alessandro DF, Shields CL, Jr, Tibone JE, Chandler RW. Repair of distal biceps tendon ruptures in ath-

letes. Am J Sports Med 1993;21(1):114–9

4. Morrey BF, Askew LJ, An KN, Dobyns JH. Rupture of the distal tendon of the biceps brachii. A biomechanical study. J Bone Joint Surg Am 1985;67(3): 418–21

5. Ramsey ML. Distal biceps tendon injuries: diagnosis and management. J Am Acad Orthop Surg 1999;7(3):199–207

6. Rantanen J, Orava S. Rupture of the distal biceps tendon. A report of 19 patients treated with anatomic reinsertion, and a meta-analysis of 147 cases found in the literature. Am J Sports Med 1999;27(2):128–32

7. Bourne MH, Morrey BF. Partial rupture of the distal biceps tendon. Clin Orthop Relat Res 1991;(271): 143–8

8. Kelly EW, Steinmann S, O'Driscoll SW. Surgical treatment of partial distal biceps tendon ruptures through a single posterior incision. J Shoulder Elbow Surg 2003;12(5):456–61

9. Norman WH. Repair of avulsion of insertion of biceps brachii tendon. Clin Orthop Relat Res 1985;(193): 189–94

10. Rokito AS, McLaughlin JA, Gallagher MA, Zuckerman JD. Partial rupture of the distal biceps tendon. J Shoulder Elbow Surg 1996;5(1):73–5

11. Boyd HaA, LD. A method for reinsertion of the distal biceps brachii tendon. J Bone Joint Surg Am 1961;43: 1041–3

12. Berlet GC, Johnson JA, Milne AD, Patterson SD, King GJ. Distal biceps brachii tendon repair. An in vitro biomechanical study of tendon reattachment. Am J Sports Med 1998;26(3):428–32

13. Greenberg JA, Fernandez JJ, Wang T, Turner C. EndoButton-assisted repair of distal biceps tendon ruptures. J Shoulder Elbow Surg 2003;12(5):484–90

14. Idler CS, Montgomery WH, III, Lindsey DP, Badua PA, Wynne GF, Yerby SA. Distal biceps tendon repair: a biomechanical comparison of intact tendon and 2 repair techniques. Am J Sports Med 2006;34(6): 968–74

15. Lemos SE, Ebramzadeh E, Kvitne RS. A new technique: in vitro suture anchor fixation has superior yield strength to bone tunnel fixation for distal biceps tendon repair. Am J Sports Med 2004;32(2):406–10

16. Pereira DS, Kvitne RS, Liang M, Giacobetti FB, Ebramzadeh E. Surgical repair of distal biceps tendon ruptures: a biomechanical comparison of two techniques. Am J Sports Med 2002;30(3):432–6

17. El-Hawary R, Macdermid JC, Faber KJ, Patterson SD, King GJ. Distal biceps tendon repair: comparison of surgical techniques. J Hand Surg (Am) 2003;28(3): 496–502

18. Kelly EW, Morrey BF, O'Driscoll SW. Complications of repair of the distal biceps tendon with the modified two-incision technique. J Bone Joint Surg Am 2000; 82-A(11):1575–81

19. Lintner S, Fischer T. Repair of the distal biceps tendon using suture anchors and an anterior approach. Clin Orthop Relat Res 1996;(322):116–9

20. Sotereanos DG, Pierce TD, Varitimidis SE. A simplified method for repair of distal biceps tendon ruptures. J Shoulder Elbow Surg 2000;9(3):227–33

21. Seiler JG, III, Parker LM, Chamberland PD, Sherbourne GM, Carpenter WA. The distal biceps tendon. Two potential mechanisms involved in its rupture: arterial supply and mechanical impingement. J Shoulder Elbow Surg 1995;4(3):149–56

22. Louis DS, Hankin FM, Eckenrode JF, Smith PA, Wojtys EM. Distal biceps brachii tendon avulsion. A simplified method of operative repair. Am J Sports Med 1986;14(3):234–6

23. McKee MD, Hirji R, Schemitsch EH, Wild LM, Waddell JP. Patient-oriented functional outcome after repair of distal biceps tendon ruptures using a single-incision technique. J Shoulder Elbow Surg 2005;14(3): 302–6

24. Failla JM, Amadio PC, Morrey BF, Beckenbaugh RD. Proximal radioulnar synostosis after repair of distal biceps brachii rupture by the two-incision technique. Report of four cases. Clin Orthop Relat Res 1990; (253):133–6

25. Dobbie R. Avulsion of the lower biceps brachii tendon. Analysis of fifty-one previously unreported cases. Am J Surg 1941;51:662–83

26. Friedmann E. Rupture of the distal biceps brachii tendon. Report on 13 cases. JAMA 1963;184:60–3

27. Meherin JH, Kilgore BS Jr. The treatment of ruptures of the distal biceps brachii tendon. Am J Surg 1960;99:636–40

第 11 章

微创手术治疗肘部复杂创伤

Raymond A. Klug，Jonathon Herald，and Michael R. Hausman

应用关节镜比用传统手术治疗肘部复杂创伤有很多优点。关节镜治疗组织分离少、可以减低术后疼痛易于康复治疗。另外，关节镜便于观察关节内骨折并有改善骨折对位的效果。除了标准诊断和治疗外，关节镜治疗肘部骨折还有一些适应证。

适应证

适应证为：小儿侧髁骨折、冠状突骨折、肱骨头骨折和桡骨头骨折。在我们医院常规用关节镜治疗这些骨折，但不包括桡骨头骨折，因为我们认为治疗桡骨头骨折需要更多的技术，以免增加神经血管损伤的风险。在下面的章节我们将讨论小儿侧髁骨折、冠状突骨折和肱骨头骨折的治疗。

关节镜辅助治疗冠状突骨折

尺骨冠状突对肘关节的稳定性起关键性作用[1-7]。很少有冠状突单独骨折发生，常常伴有韧带损伤并导致相关的不同程度的肘关节不稳定。Regan 和 Morey 根据冠状突与冠状平面分离的程度将冠状突骨折分为 3 型[8]。第Ⅲ型骨折所涉及范围超过冠状突的 50%，需要切开复位内固定，防止因为骨的约束丢失导致肘关节不稳定[8]。软组织损伤往往伴有小的骨折片，这种骨折可能比我们以前想象的更复杂[1,6,7]（图 11.1），损伤导致晚期肘关节不稳定。这一观点最近得到公认。

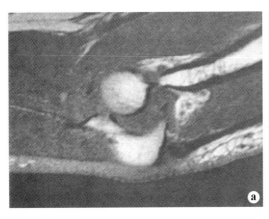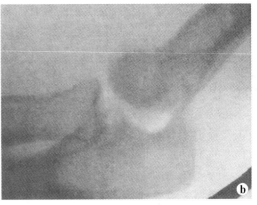

图 11.1 Ⅰ型冠状突骨折的肱尺关节非同心圆复位，可能伴有关节囊韧带损伤。（a）MRI（b）荧光检查。

我们注意到 CT 扫描证实为第Ⅰ、Ⅱ型冠状突骨折的患者，有明显的肱尺关节"沉降征"，可能是外尺侧副韧带和内侧副韧带损伤的指证[7]（图 11.2）。另外，其他作者对骨折块较小的冠状突骨折的复杂类型进行了评价，由于第Ⅰ、Ⅱ型冠状突骨折与肘关节不稳有关，所以常常需要切开复位内固定[2,3]。

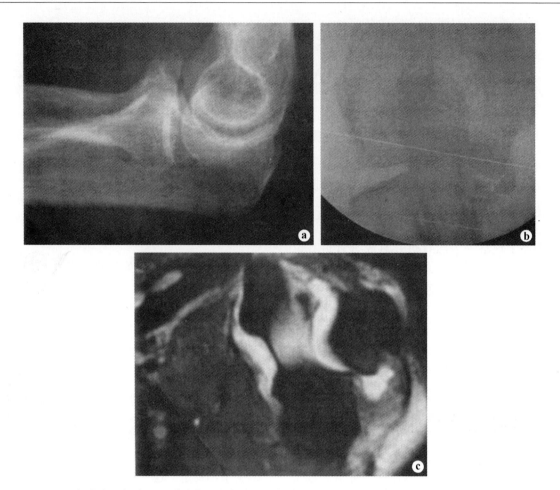

图 11.2 Ⅱ型冠状突骨折类型，肘关节不稳定。(a) 侧位。(b) 前后位。(c) 轴位 MRI 显示后内侧半脱位。

肘关节不稳定是一个富有挑战性问题。严重肘关节不稳定的治疗，如果与"可怕三联征"有关的一类损伤，需要修复冠状突和关节囊，因为单独修复或重建桡骨头和侧副韧带不足以维持肘关节的稳定[1,7]。尽管这种损伤在外科手术后再脱位的情况不常见，但较低程度的不稳定也可以导致过早的退行性改变。尽管现在尚缺乏明显的证据，但固定冠状突、修复关节囊和稳定关节可以降低这些并发症的发生率。

尽管切开复位可以使骨折块、粉碎骨折结合，但剥光软组织可能导致边缘固定和残留不稳定。另外，可能会导致维持关节稳定的关节内缺失。当有手术指证时，应用微创手术可以获得准确的复位、坚强的固定可能是有利的。修复掌侧关节囊也很重要，尤其是当冠状突骨折块很小或粉碎时。

手术适应证

Doornberg 和 Ring 认为 Regan-MorreyⅠ、Ⅱ型冠状突骨折如果不总是伴有关节囊破裂或韧带损伤，其预后比Ⅲ型好。这并不是典型的Ⅲ型骨折的病例，最常见的单纯性骨折，并没有韧带断裂[1,9]。

修复冠状突和关节囊的有多种方法。内侧冠状突压缩骨折可以通过内侧入路小钢板螺钉内固定[7]（图 11.3）。大的骨折块像孟氏骨折脱位的Ⅲ型骨折可以通过后侧入路进行复位内固定[10]。"可怕三联征"损伤通常需要做桡骨头关节成形术。这些病例一旦切除桡骨头，从内侧入路容易进入到冠状突和掌侧关节囊（图 11.4）。

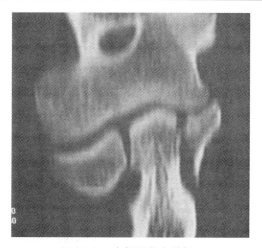

图 11.3　内侧冠状突骨折。

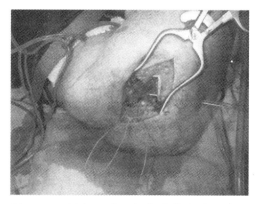

图 11.4　侧方入路，在去除桡骨头后，用 Hewson 缝线穿过器将关节囊修补缝线穿过。

传统的切开复位内固定需要扩大暴露，常常需要去除残留的掌侧关节囊[3,4]。采用开

放入路时，从尺骨的近端剥离掌侧关节囊容易暴露骨折点。这在技术上有一定难度且容易影响骨折块的血供。治疗上最难的是冠状突骨折又没有桡骨头骨折的轻度不稳定或是不愿意接受切开复位内固定手术的患者。像这样的病例，需要修复冠状突，但是与其他方法相比通过切开复位的方法需要更广泛的暴露（图 11.4）。最适当的病例是"可怕三联征"损伤，需要从肘关节的侧方进入暴露桡骨头骨折。一旦暴露出全部桡骨头，可以将其去除保证冠状突的暴露。若没有桡骨头骨折，则没有必要暴露。这种情况下关节镜的辅助下手术可能是最有利的，可以固定冠状突和修复关节囊，而无须行其他额外的手术。另外，通过关节囊修补来修复小块的或多块骨折是可行的。从技术上讲，对那些无须切除桡骨头的患者用关节镜手术更是可行的。

手术操作

患者体位

在非去极化全身麻醉或局部麻醉下进行。患者仰卧位，患肢固定在支持器上（McConnell arm holder, McConnell Orthopaetic Manufacturing Company, Greenville, Tx）（图 11.5）。患肢下垂，肩位于手术床的边缘以便肢体能被举过床缘。C 形臂的主球管铺无菌单以便上臂和肘关节

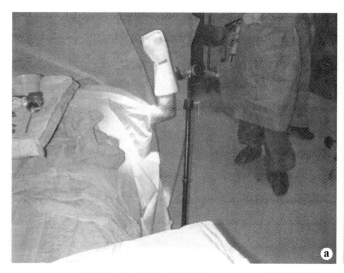
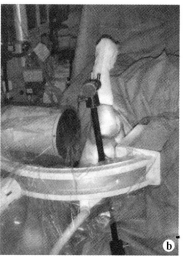

图 11.5　手术时所用的 McConnell 肢体固定器（a），微型 C 形臂（b）。

能放在其上，相当于手术桌。

关节镜复位

画皮肤切口线，辨认尺神经的位置，用钝刀做一标准的前内侧入口。低灌注压为3.34~4kPa，防止液体外渗。在关节镜视野内，打开一个前外侧操作入口，并将一插管导入肘关节内。首先检查肘前间隔，用一4.5mm刮刀去除血凝块和骨折碎屑。然后显示冠状突骨块，用软组织刮刀准备骨折的位置（图11.6g）。可以用关节内牵引器辅助暴露。在前侧方入口用一关节镜抓试行对骨折块进行复位（图11.6h）。

经皮固定

在尺骨近端的后方做1~2cm的切口。在关节镜下将两根导针自尺骨体导入冠状突基底。在关节镜下确认一根导针进入冠状突骨块的中心。然后将导针后退，将冠状突解剖

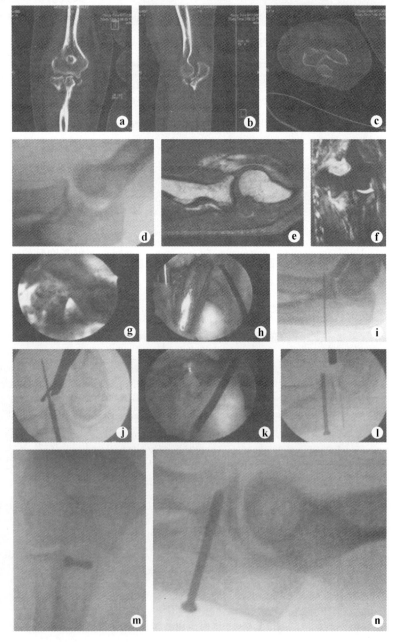

图11.6 病例：女性患者，53岁，Ⅱ型冠状突骨折，后内侧半脱位和内翻不稳定。(a)术前CT冠状面扫描显示Ⅱ型冠状突骨折。(b)矢状面显示骨折块和肱尺关节半脱位。(c)轴切显示肱尺关节半脱位。(d)术前荧光检查。(e)矢状面MRI (f)冠状面MRI显示尺侧副韧带完整。(g)关节镜显示骨折位置和血肿。(h)用关节镜抓进行骨折复位。(i)透视下导针的位置。(j)在钻孔和拧螺钉时用关节镜夹子按住骨折块。(k)镜下监控导针。(l)关节囊修复缝线。(m)术中正位片显示骨折复位螺钉植入。(n)术中侧位显示复位和螺钉植入。(o)术后6周活动范围。

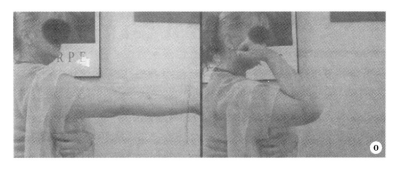

图 11.6 （续）

复位，并用关节镜抓抓住，再将导针打入骨折块中（图 11.6i）。而后，中心导针被螺钉置换，而另一根导针是用来控制旋转的。尽管大多数 I、II 型冠状突骨折块太小不能接受两枚螺钉，但如果骨折块较大时可以用两枚螺钉固定。用关节镜确认导针的位置及骨折已复位后，用另一导针测量所需螺钉的长度。将原导针再前进少许，避免在钻孔时便导针退缩。如果有必要，可以用鳄鱼嘴钳夹住导针。在关节镜下应用 2.5mm 的钻和插头、3.5 ~ 4mm 短螺钉在解剖复位后进行固定（图 11.6k）。在钻孔和拧螺钉时，可以用关节镜抓或妇科环状刮匙帮助复位并按住冠状突骨块（图 11.6j）。

关节囊修补

在 I 型冠状突骨折或粉碎骨折中，由于骨折块太小而不能用螺钉固定。针对这些病例，用抽出缝线固定在后侧方。用关节镜缝线通过器将一根或两根 2 ~ 0 脯氨酸线（ethicon，somerville，NJ）或丝线（arthrex，naples，FL）穿过掌侧关节囊围绕冠状突骨折块。我们使用 Opus 线（arthroCare corp，austin，TX）和 Spectrum 软线（linvatech corp.，largo，FL）来代替这些缝线。一旦植入缝线，将 Hewson 缝线取回器或套圈缝线插入将缝线抽出。然后将抽出的缝线在尺骨的背侧皮下打结，并在透视下确认骨折复位（图 11.7）。这项技术的应用也与前面所述的螺钉固定有争论。本病例缝线固定在螺钉上（图 11.6l）。术后所有病例均恢复 2 ~ 3 周，然后逐渐开始物理治疗。

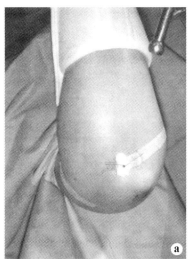
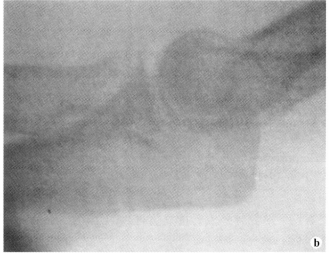

图 11.7　（a）植入抽出缝线修复关节囊。（b）透视证实骨折复位。

结果

初步的结果令人鼓舞。对 4 例连续的 Regan-Morrey I 型或 II 型冠状突骨折患者的评价，平均 23.7 周的时间里，所有患者均获得解剖对位，术后 6 周骨性可愈合。在最后随访时，所有患者肘关节均能完全屈曲，3 例能完全伸直，1 例可伸直至 10°。平均活动范围为 2.5°～140°，能完全旋前及旋后。没有残留、再发不稳定、神经血管损伤、感染或其他并发症。应力试验没有发现内翻、外翻、后内侧、后外侧不稳定。透视下检查，肘关节全程活动范围内未发现不稳定。1 例没有施行螺钉固定，将其固定在皮下尺骨上的缝线拆除。另一例患者抱怨皮下尺骨缘上的螺钉头，但反对去除。

关节镜辅助治疗儿童肱骨外髁骨折

儿童肘部骨折脱位的易发率仅次于前臂损伤[11]。尤其是肱骨外髁骨折占肘关节骨折的 17%[12,13]。

Milch[13] 根据骨折线的位置与滑车沟的关系将儿童肱骨外髁骨折分为 I 型或 II 型。Salter 和 Harris[14] 根据他们的标准对这些触及滑车沟内侧的骨折进一步分为 IV 型。没有移位的 Milch I 型骨折可以保守治疗，但是根据我们的经验，真正没有移位的骨折里很罕见的。I 型伴有关节内骨折移位和 II 型骨折需要关节面解剖复位。

目前，关节面的解剖重建是在关节镜下完成的。用这种方法如不能获得关节面的解剖复位，则需要采用 Kocher 手术入路即从肱骨的远端外侧进入。开放入路不仅需要分离好的关节囊，而且还要剥离远端骨块的骨膜，这都可能影响远端骨折块的血供和导致缺血坏死。在镜下对肱骨外髁骨折复位可以避免这种灾难性并发症，而又可以获得关节面解剖复位，然后根据标准治疗计划经皮针固定骨折，制动 4～6 周。

凭经验用小关节镜对儿童实施关节镜手术是安全有效的。Micheli 等曾经报道关节镜诊断和治疗儿童患者优点[15]。49 例患者中，没有神经损伤、感染或术后活动受限。另外，Dunn 等报道应用关节镜做滑膜切除来减少关节积血治疗儿童各种关节病包括血友病关节病[16]。

外髁骨折的并发症包括缺血坏死和肘外翻畸形。缺血性坏死通常发生在愈合或部分愈合不良的骨折部，其后期需要切开复位时由于过度分离软组织所致并发症[17,18]。外髁的主要血供来源于桡返动脉的分支，沿着肱骨远端的背侧进入。外髁骨折时这个分支通常断裂。第二个血供来源于沿着肱骨小头边缘的前外侧关节囊褶襞，其在手术时容易损伤。因此，肱骨小头碎裂和外髁骨折可能会导致缺血坏死、永久畸形。无论是否出现缺血坏死，肘外翻畸形可能继发于骨折愈合不良，或很少继发于外髁骨骺过早融合。

手术适应证

尽管没有移位的 Milch I 型骨折可以考虑采用保守治疗，但关节面不平整者除外。必须要用关节 X 线片或 CT 证实。如果移位的或不稳定的骨折采用非手术治疗，则会发生不愈合或愈合不良。Milch II 型骨折是手术固定的适应证，有移位的 Milch I 型骨折也是。必须谨慎，要保证解剖复位以防止关节面的不平整。因为这些骨折涉及长骨体生长部，非解剖复位可能也会导致生长完全或部分停止或晚期畸形[19]。

为了保证关节面解剖对位，大多数医生重回切开复位手术治疗肱骨外髁骨折。尽管通过手术很细心地来保护肱骨小头的血供，但手术分离涉及关节囊滑膜组织结构的附着点以及骨膜，这都是远侧骨折块血供的关键所在。这些技术的困难可能是造成不愈合、愈合不良、外翻成角和缺血坏死的病因[20]（图 11.8）。

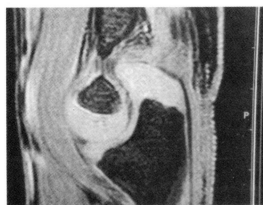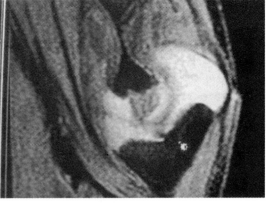

图 11.8　MRI 显示肘关节的软骨分布和软组织附着到肱骨远端的密切关系。

手术操作

患者体位

所有手术均在全身麻醉下进行。患者仰卧位，肢体自由下垂。肩位于手术床的边缘以便肢体能被举过床缘。C 形臂的主球管铺无菌单以便上臂和肘关节放在其上，相当于手术桌。

关节镜下复位

常规消毒患肢、铺无菌单，画标准肘关节关节镜切口线，包括尺神经和内髁。用 15 号刀片切开皮肤做一标准前内侧入口。应用无创技术，仅切开真皮层，保护皮神经，用一钝套针进入关节。关节通常被血肿扩张，容易进入。对于小患者（通常小于 3 岁），可以采用 2.5mm 的腕关节镜，而超过这个年龄的患者采用 4.5mm 的标准关节镜。灌洗骨折血肿后，建立一前外侧入口，并将 3.5mm 的刮刀插入进一步清创，确保骨折部位视野清楚。在外侧辨认标线和外侧入口困难，如有必要，可以在关节镜视野下，从内侧穿出以避免植入错误。

经皮植入克氏针

辨认清楚骨折线后，在关节镜下将远端骨折块解剖复位。用手挤压外髁使骨折复位，用 0.062 克氏针作为操纵杆。用探针、关节镜抓或刮刀清楚任何崁插的阻碍骨折复位的软组织。然后，将 0.062 克氏针逆行穿入外髁骨折块内。两根克氏针植入骨折块的远外侧部分，然后向近、内侧方向进入骨折块内侧皮质。第 3 根克氏针自外向内植入肱骨小头的旋转中心。这根克氏针横向穿入滑车，在轨道内类似于固定髁间骨折，三个目的控制旋转：其一，可以看到纠正旋转的程度；其二，用来帮助纠正旋转的骨折块；其三，防止围绕逆行克氏针旋转增强固定的稳定性（图 11.9）。在透视下证实克氏针的轨道和位置，而用关节镜证实关节面的解剖复位。

术后管理

术后用长臂石膏托固定 4 ～ 6 周。前 6 周每周拍片复查确保骨折复位的位置。术后 4 周拔除克氏针，并开始活动。

结果

6 例连续的患者的初步治疗结果令人鼓舞。所有患者肘关节均能完全主动、被动活动，至少 5° ～ 130°。与健侧相比，屈曲和背伸没有统计学差异（$P < 0.05$）。双侧提携角无差别（$P < 0.05$）。一例患者有轻度外侧突起。所有患者均无疼痛。4 周后达到影像学愈合。无不愈合和愈合不良。一例肱骨小头 X 线可透性，可能存在缺血坏死。

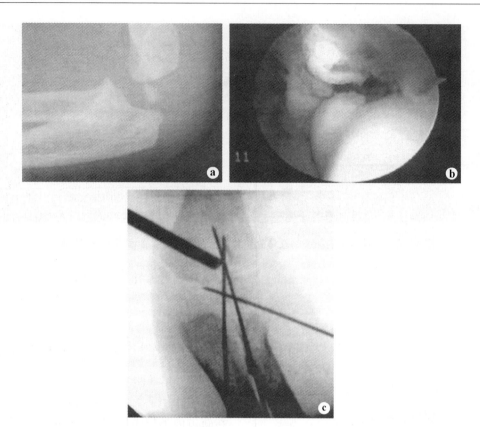

图 11.9 病例：（a）术前侧位片显示外髁骨折移位。（b）关节镜下显示关节内外髁骨折伸展。（c）术中显示克氏针植入。注意自外向内的横行克氏针。

关节镜辅助治疗肱骨小头骨折

肱骨小头骨折是严重的损伤，且并发症如缺血坏死、愈合不良和不愈合可能比以前描述的更常见。

手术技术

患者体位

所有手术均在全身麻醉下进行。患者仰卧位，肢体自由下垂。肩位于手术床的边缘以便肢体能被举过床缘。C 形臂的主球管铺无菌单以便上臂和肘关节放在其上，相当于手术桌。患肢放置在胸廓上便于螺丝钉植入和侧位透视（图 11.10）。

骨折复位

骨折复位通常可以选择闭合的方法来进行（图 11.11）。肘关节放在伸直、旋前位对抗内翻的应力。当骨折块复位后，将肘关节屈曲、前臂旋后与桡骨头一起将肱骨小头骨折块"锁住"。

如果肘关节伸直位时肱骨小头未达到复位，桡骨头仍然明显突出骑在肱骨小头骨折块的边沿上，可以用 0.062 克氏针作为操纵杆来处理。在这个位置很少需要应用关节镜。如果骨折不能获得复位，可以在近侧掌内侧做一入口，用刮匙清理血肿。然后在移位的肱骨小头近侧做一后侧入口。应该细心完成这一操作，否则容易损伤到可能移位的桡神经。

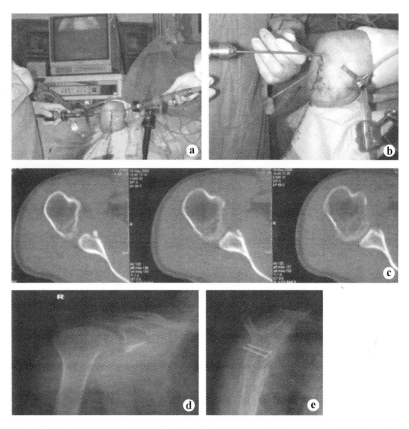

图 11. 10　典型的为关节镜复位内固定治疗肱骨小头骨折的专用手术室。（a）关节镜下复位并植入克氏针。（b）沿导针钻孔。（c）透视评估导针的位置。

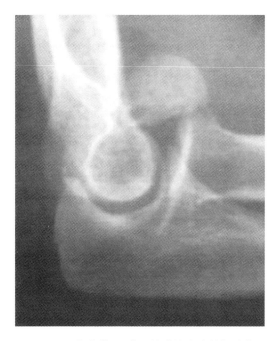

图 11. 11　侧位像：典型的肱骨小头骨折移位。

外髁远端部分"可塑的畸形"妨碍远端冠状突骨折的复位，导致肱骨小头呈卵圆形，而不是球形。矢状位 CT 扫描有助于解决这个问题。如果存在问题，则从"软点"入口在肱骨小头的后方做刮除术，用一煎锅状器械或小起子挤压塑形（图 11.12）。

一旦获得复位，立即做标准的前内侧和前外侧入口。通过关节面的骨折线是骨折复位的最好标示，术中不可能总是用透视来区别肱骨小头远端边缘向前和向上的移位情况。

骨折固定

一旦证实获得准确复位，自后向前植入导针为植入螺钉做准备。用两枚微型螺丝钉。在进针时将骨撬或套管针插入肱桡关节维持对骨折部位的挤压（图 11.13）。

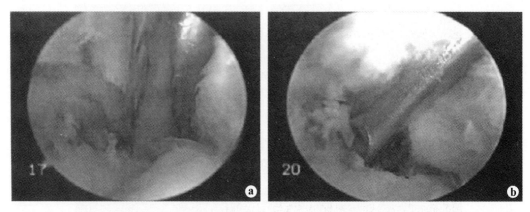

图 11.12 （a）从后外侧入口用关节镜在外侧沟下看肱骨小头远端边缘复位不良。（b）用刮匙去除阻挡解剖复位的骨屑。

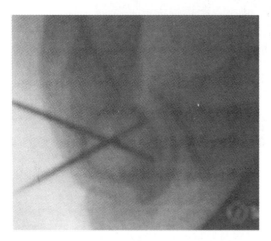

图 11.13 植入导针。螺钉相互交叉或平行。第一枚螺钉应该自远端向近端植入，对骨折部位加压。帮助任何骨折块的复位。

测量所需螺钉的长度，克氏针继续向前进入桡骨头以防止克氏针被非故意拔除。应用 2.5mm 钻，小心不要损伤到软骨，植入短的 3.5mm 或 4mm 螺钉。在关节镜下检查发行复位获得成功后，将肘关节伸直以保证关节面不受损伤（图 11.14）。

应用有头螺丝钉可以获得额外的支持作用，术后被皮质骨抓紧。当术后仅剩一层薄皮质骨时，这就显得尤其重要。薄的前骨软骨块仍然与自前向后的螺钉平齐，制动是最好的治疗，可能部分愈合，随后在关节镜下松解残余的挛缩，而不能冒丢失关节面的风险。术后用石膏托固定 2～3 周，然后逐渐做理疗来活动关节。

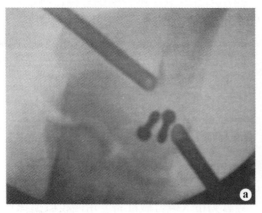
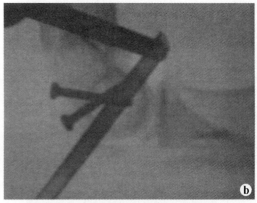

图 11.14 植入螺钉固定骨折块。（a）正位片。（b）侧位片。

结束语

肘关节关节内骨折治疗起来通常很困难。一些并发症已经被描述，包括愈合不良、不愈合、感染、缺血坏死异位骨化、僵硬和儿童患者部分或完全生长停止。一些并发症可能与有时需要扩大的手术入路有关。对一些特殊的骨折，我们已经开始应用关节镜技术来试图降低这些并发症。技术娴熟的关节镜医生，用这些技术可以提供优良的视野，能够保证用最小的创伤来使肘部关节内骨折达到解剖修复。关节镜还可以容许保留软组织的附着。器械和技术的改进扩大了用关节镜治疗肘部创伤包括软组织和骨修复的手术适应证范围。我们初步的治疗结果令人鼓舞，但还需要做长期研究和大量的病例来证实。

（詹海华 译　阚世廉 李世民 校）

参考文献

1. Doornberg JN, Ring D. Coronoid fracture patterns. J Hand Surg Am 2006;31:45–52

2. Sanchez-Sotelo J, O'Driscoll SW, Morrey BF. Medial oblique compression fracture of the coronoid process of the ulna. J Shoulder Elbow Surg 2005;14:60–64

3. Pugh DM, Wild LM, Schemitsch EH, King GJ, McKee MD. Standard surgical protocol to treat elbow dislocations with radial head and coronoid fractures. J Bone Joint Surg Am 2004;86:1122–1130

4. Cage DJ, Abrams RA, Callahan JJ, Botte MJ. Soft tissue attachments of the ulnar coronoid process. An anatomic study with radiographic correlation. Clin Orthop Relat Res 1995 Nov; (320):154–158

5. Closky RF, Goode JR, Kirschenbaum D, Cody RP. The role of the coronoid process in elbow instability. A biomechanical analysis of axial loading. J Bone Joint Surg Am 2000;82:1749–1755

6. O'Driscoll SW, Bell DF, Morrey BF. Posterolateral rotatory instability of the elbow. J Bone Joint Surg Am 1991;73:440–446

7. O'Driscoll SW, Jupiter JB, Cohen MS, Ring D, McKee MD. Difficult elbow fractures: pearls and pitfalls. Instr Course Lect 2003;52:113–134

8. Regan W, Morrey BF. Fractures of the coronoid process of the ulna. J Bone Joint Surg Am 1989;71:1348–1354

9. Broberg MA, Morrey BF. Results of treatment of fracture-dislocations of the elbow. Clin Orthop Relat Res 1987 Mar;(216):109–19

10. Ring D, Jupiter JB, Simpson NS. Monteggia fractures in adults. J Bone Joint Surg Am 1998 Dec;80(12):1733–44

11. Lichtenburg R. A study of 2532 fractures in children. Am J Surg 1954;87:330–338

12. Flynn JC, Richards JF, Saltzman RI. Prevention and treatment of nonunion of slightly displaced fractures of the lateral humeral condyle in children. An end-result study. J Bone Joint Surg Am 1975;57:1087–1092

13. Milch H. Fractures and fracture-dislocations of humeral condyles. J Trauma 1964;4:592–607

14. Salter R, Harris W. Injuries involving the epiphyseal plate. J Bone Joint Surg Am 1963;45:587–592

15. Micheli LJ, Luke AC, Mintzer CM, et al. Elbow arthroscopy in the pediatric and adolescent population. Arthroscopy 2001;17(7):694–699

16. Dunn AL, Busch MT, Wyly JB, et al. Arthroscopic synovectomy for hemophilic joint disease in a pediatric population. J Pediatr Orthop 2004;24(4):414–426

17. Haraldsson S. On osteochondrosis deformas juvenilis capituli humeri including investigation of intraosseous vasculature in distal humerus. Acta Orthop Scand Suppl. 1959;38:1–23

18. Jakob R, Fowles JV, Rang M, et al. Observations concerning fractures of the lateral humeral condyle in children. J Bone Joint Surg Br 1975;57:430–436

19. Bernstein SM, King JD, Sanderson RA. Fractures of the medial epicondyle of the humerus. Contemp Orthop 1981;12:637–641

20. Skak SV, Olsen SD, Smaabrekke A. Deformity after fracture of the lateral humeral condyle in children. J Pediatr Orthop B 2001;10(2):142–152

第 *12* 章　小切口治疗肱骨外上髁炎

Bradford O. Parsons, and Michael R. Hausman

外上髁炎是一种影响肘关节外侧，主要集中于肱骨外上髁疼痛性质的疾病。曾被命名为网球肘，男性和女性都可能发病，发病年龄集中在30~50岁，但在网球运动员中少见。发病时出现肘关节外侧疼痛，当腕和指伸肌腱承受重复性应力时疼痛加重，尤其对于桡侧伸腕短肌腱（ECRB）和指总伸肌腱（EDC）更是如此。该病确切的发病机理至今仍未被阐明，尽管一些患者提出病因与工作有关，但是大部分患者发病呈原发性。直接性创伤很少引起网球肘，外上髁炎的患者中仅有5%~10%是网球运动员[1]。绝大部分患者指出发病隐袭，疼痛只在肘关节伸直和前臂旋前的情况下用手抓、提和握东西时才出现。

网球肘的病史一般来说都会很长，但其治疗经常是一个迁延疗程。大量非手术和手术治疗方案在文献中被提及，然而明确"最佳"治疗方案是非常困难的[1-15]。近期，大部分有疼痛性网球肘的患者，在有适应证的情况下，接受了两种手术治疗方案，一种是由 Hohmann 提出，经 Nirchl 完善的切开松解手术，另一种是关节镜松解手术[6,9]。通过对应用两种手术方案的文献进行回顾，我们可以很好的设计一个预期性随机试验对其进行比较，借以主导"外科医师的主观意见和临床经验"[16]。因此，我们将描述治疗网球肘的这两种手术方案，而且是都在坚持小切口原则的前提下。

病理解剖学

外上髁炎的疼痛位置在肱骨外上髁伸肌起点附近，绝大多数位于 ECRB 和 EDC 的起点处。ECRB 起于外上髁前侧面，EDC 的深面和桡侧伸腕长肌腱（ECRL）的下方，ECRL 起于外上髁的外侧柱近端。在网球肘切开松解手术中 ECRL 是最浅表和靠近端的肌肉，以此为参照，在其深面和远端就可以找到 ERCB。

尽管在外上髁炎中 ECRB 曾一度被牵涉其中，但在解剖学上 ECRB 的起点和 EDC 的起点却没有明确的分隔标志。在二者融合的区域里经常可以看到病理性损害。而且，ECRB 和 EDC 与尺骨外侧韧带（LUCL）的起点存在融合区，能够在肌肉深层触及到一个粗壮的条索[17]。曾经报道过在治疗网球肘的手术中所造成的医源性 LUCL 损伤，进而告诉我们熟悉肘关节外侧正常的韧带解剖是至关重要的，它有助于避免韧带损伤以及因此造成的肘关节不稳定[18,19]。LUCL 起于肱骨内上髁，止于尺骨近端。与外上髁炎相关的损伤位于 LUCL 的前方，在没有损伤 LUCL 的情况下是能够被治愈的。

尽管外上髁炎经常被曲解成一个炎性病，但其实并不涉及急性炎症。活组织标本分析表明，在 ECRB 和 EDC 起点处的病理组织不是表现为急性或慢性炎症，而是表现为血管增生，玻璃样变性和肉芽组织形成[2,8,15,20-23]。一些人曾假设这些病理学组织改变可能是外上髁炎非手术治疗的结果，例如可的松注射[16]。

ECRB/EDC 起点的变性可能不是外上髁炎出现症状的唯一病因。近期，我们中的一个人[8]描述了一种半月板样折叠组织，由肱桡关节囊向内延展，对桡骨头发生碰撞，或是插入到肱桡关节内，引发类似于其他人描述的"弹响皱襞"性损害（图 12.1）[2,24,25]。这种关节囊滑膜缘在很多类型的患者中都可以出现，尸体研究也证实在很多标本中出现这种组织。在其他研究中，切除这种病理性滑膜缘直至正常的环状韧带，随后再施行手术，30 例患者中有 28 例治疗结果主观评定为更好（4 例），或非常好（24 例）。在外上髁炎的患者中这种组织的确切作用有待进一步被明确，但是在切开的手术中不允许对这种病理性损害进行鉴别。

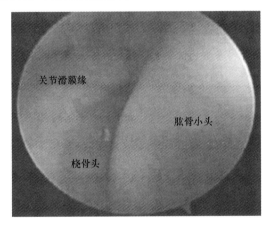

图 12.1　许多外上髁炎的患者在关节镜下都可以见到关节滑膜缘，并发现这种滑膜缘对桡骨头关节面发生撞击，从而导致滑膜炎和疼痛。

外上髁炎的诊断

外上髁炎通过详细的病史和物理检查进行诊断。患者经常提出一个特殊事件能够预示症状的出现，但通过远期的观察，更为普遍的是隐袭性发作。正向前面提到的，该病况很少涉及网球运动员。病史中应该注明加重症状的肢体动作，例如在腕背伸和前臂旋前时提东西。在引起疼痛时手抓东西的动作，例如旋转门把手或握东西（甚至是一个牙刷）。

力学症状，例如绞锁或是弹响，原因可能来自关节内，比如关节内游离体，或是关节囊滑膜皱襞。而且，任何引起关节不稳定的症状，特别是在网球肘切开手术治疗失败的基础上出现的关节不稳定，应该注明。患者经常会描述模仿外侧支点移动方法而引起的模糊的疼痛，例如收缩三头肌推扶手椅站起来的动作。患者主诉的麻木或麻刺感又或放射痛经常是一种神经源性的疼痛，例如桡管综合征。通过物理检查能够精细的区分桡管综合征和网球肘。

网球肘的患者会在 ECRB/EDC 起点处有压痛，一般在外上髁尖端前侧以远处有一指宽的范围。疼痛可以在一些诱发手法下加重。包括阻抗腕背伸，阻抗中伸直而不是肘屈曲。疼痛也可以在阻抗中指伸直时出现。在肘关节伸直时紧握肘关节能够诱发疼痛。在肘关节屈曲时这些诱发手法可能不甚明显，特别是紧握试验。

在肘关节以弧线运动时肱桡关节出现弹响，或是关节线上出现压痛，都可能暗示问题来自关节内，例如游离体或是滑膜皱襞。对于滑膜皱襞的一个诱发试验是在患者前臂旋后时阻抗腕背伸并使肘关节弧线运动时出现症状[24]。这种诱发手法对于较大的皱襞可以使其从前后方向嵌入肱桡关节。

外上髁炎的患者需要与桡管综合征进行鉴别。桡管综合征是由于骨间背神经在桡管处被压所引起。这些患者的疼痛不是很局限，经常位于外上髁以远的位置，可能有腕关节的酸痛感，或是主诉前臂或腕有"沉重感"。压痛在桡管区域，而不是 ECRB/EDC 起点。疼痛可以在阻抗前臂旋后或是阻抗中指伸直时加重。对于既有外上髁炎又有桡管综合征的患者，区分哪个是主要问题可能较困难。局部麻醉药注射，加或不加可的松，能够对两种疾病的区分有所帮助。

外上髁炎患者的 X 线片一般是正常的，但有时会提示有退行性变或关节游离体。核磁共振（MRI）用于诊断不够明确的患者，或是用于疑似有关节内损伤的患者，例如出现滑膜皱襞。然而，应用 MRI 对患者进行评估还没有得到验证，所以 MRI 检查不是必须的。肌电图（EMG）分析不能够经常性辅助诊断桡管综合征，所以诊断依赖于病史和物理检查。

非手术治疗

大多数有外上髁炎症状的患者都会试图通过非手术治疗的方法和时间加以改善，尽管治疗过程很长。这些患者尝试了很多种物理疗法，却很少有被证实为有效的，包括支具、针灸、超声、体外冲击波治疗、激光治疗及其他手段[4,5,7,12,14]。我们发现非手术治疗的主要依据是患者的教育程度和改变动作以有效地减少刺激或不做引起疼痛加重的动作。患者应该学会以前臂旋后和腕伸直状态拿东西。避免抓或腕背伸的动作通常有助于减轻症状。对于从事重复性工作的劳动者，特别是需要通过伸肌腱止点提供稳固力量的人，必须得到限制和改进动作。而且必须得限制使用能产生震动力的工具在。

患者可能在以家庭为基础的物理治疗中获益，这种物理治疗旨在恢复伸肌腱的延展性和力量强度，治疗手段例如使用冰和热在达到减轻疼痛和改善活动度。而且，反作用力支具经常被用来缓解 ECRB 起点处的压力，在理论上允许机体治疗变性的组织。最后，在急性疼痛发作的患者通过激素注射其症状得到了缓解，尽管许多研究报道对于之前从未进行过治疗的患者，其疼痛为暂时缓解[11,26]。

手术适应证

一些人[21]已经概括出网球肘手术治疗的特殊适应证，许多患者由于症状影响到他们的工作或是生活的质量，实际上是非手术治疗的"失败"。特别是通过激素注射暂时缓解疼痛的患者都被列入手术范畴中。所有患者

在最初的制动和激素注射的非手术治疗中，症状没有得到足够改善或是在一段短的时间内对症状改善不满意的需要接受手术治疗。

对于外上髁炎的患者选择何种手术方式比决定是否需要手术要难得多。手术治疗是否经皮，或是切开，或是关节镜治疗通过目前的文献检索并没有一致的意见。目前大部分的治疗坚持小切口原则避免过分的暴露。因此，我们既研究传统的切开治疗，也研究关节镜治疗。

外上髁炎患者有典型的体征和症状的接受切开松解手术，对于有复发性症状的也是如此。而且，有关节后外侧不稳定症状的患者也需要接受切开手术，这样韧带重建更容易进行。相反地，对于有关节内损伤体征和症状的患者，例如存在力学症状的，则适应于关节镜治疗。在我们的经验中，我们对绝大部分外上髁炎患者都进行关节镜治疗，以此对关节进行评估，探查关节内是否存在滑膜襞和皱襞，并对 ECRB 起点处进行清创（如果是病理状态）。

禁忌证

对于外上髁炎的患者没有特殊的手术禁忌证。绝大多数手术的失误来源于不正确的诊断及是对关节不稳定或关节紊乱的类型存在鉴别错误。如果患者不能够耐受麻醉则不应该列入手术治疗范畴，而应该进行非手术治疗。

手术治疗：外上髁炎切开清创术

患者体位

患者平卧位，患手臂放置在手术台上。采用局部麻醉或是全身麻醉。应用上臂止血带，自止血带以远消毒铺单，包手。

手术操作

一旦麻醉生效、消毒铺单后，接下来要

标记手术切口。外上髁和肱桡关节要标记出来，切口沿着外上髁向 Lister 结节远端走形，约 2 ~ 3cm（图 12.2）。患肢驱血止血带达到高于收缩压 13.33kPa（100mmHg）。切口深达深筋膜层时，探查 ECRL 筋膜并以此为界标探查 ECRB。薄层筋膜和肌肉组织为 ECRL，其后方的厚层筋膜为 EDC。在 ECRL 筋膜深层和前方为 ECRB 筋膜。

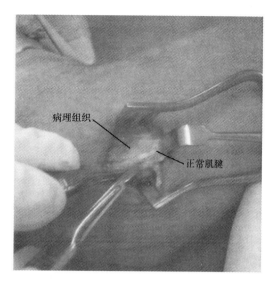

图 12.3　网球肘切开松解手术中经常可以发现病理性组织。

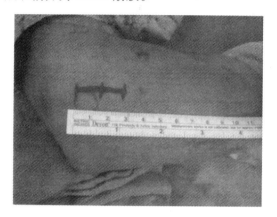

图 12.2　网球肘切开松解的皮肤切口。切口选择由外上髁前面至腕 Lister 结节连线走形。经常需要几厘米才够充分。

在这一点上，需要在筋膜上触诊辨别 LUCL 的走形方向，LUCL 将肱桡关节分成两半，触诊上感觉像一个厚的筋膜带。在 LUCL 前侧沿切口方向切开 ECRL 筋膜，现在 ECRB/EDC 起点已经暴露出来。在此需要鉴别外上髁变性的组织（图 12.3）。从病理组织远端依病理与正常组织边界开始做锐性切除，一直切到外上髁起点近端。尽管需要注意避免侵犯关节囊，但通常还是会全层部分切除 ECRB/EDC。

切除的前侧界限为 ECRL 肌肉，后侧界限为 EDC 腱性起点的正常部分。一些作者建议在切除病理组织后对外上髁进行骨磨糙或是骨钻孔[3,9,21]。在理论上这种做法能够对该区域增加血供有助于治疗，但我们和其他一些人[27,28]发现这种做法会增加手术期间的疼痛并延缓康复。因此，我们在外上髁 ECRB 起点不进行去皮质化。

对怀疑有关节内损害的患者应通过小的关节囊切开术进行关节检查，因为小切口入路暴露有限，所以应用关节镜更为合适。在暴露关节时，肱桡关节前外侧关节囊自前侧柱向远端切开。术中必须注意避免损伤起自上髁的 LUCL。在切开肱桡关节前外侧关节囊时，在不侵犯 LUCL 的情况下，关节囊切开术仅能暴露关节的前侧半。在肱桡关节远端有旋后肌覆盖，可将其从关节囊上钝性剥离并牵向远端。此时可以有限暴露肱桡关节。

伤口使用生理盐水灌洗，关节囊（如果已经打开）使用 3 ~ 0Vicryl 可吸收线缝合关闭。前侧和后侧的筋膜边缘采用 2 ~ 0Vicryl 可吸收线拉拢关闭。我们不使用骨隧道或缝合锚将筋膜缝合至内上髁，而是采取筋膜边缘对边的缝合方法。皮肤采用 3 ~ 0Monocryl 可吸收线做真皮缝合，然后用 4 ~ 0 缝线做表皮下连续缝合。伤口用无菌敷料贴和绷带覆盖。应用长臂夹板屈肘 90° 腕轻度背伸位制动。

康复

夹板在术后 7 ~ 10d 第一次随诊时去除，开始进行肘、腕和手的主动功能锻炼。并且允许患肢做日常活动。如果为了舒适腕关节可以配带可拆卸的托手夹板。术后 6 周开始力量的锻炼，术后 3 个月开始患肢不再进行任何限制。

手术技术：关节镜外上髁炎松解

患者体位

局麻或全麻都可以使用。有赖于医生的习惯，患者采用侧卧位或平卧位都可以。这里介绍一下侧卧位。患者侧卧于布袋上，全身的骨突起部分都要加以护垫保护，确保对侧的腓总神经处无压迫。止血带置于上臂，应用弹力织物包手，患肢在铺单后可自由挪动。患肢放置在外侧肘关节位置控制器上使前臂平行于地面并屈肘 90°。术中必须注意当肘关节过度屈曲时保证手不会碰撞到操作台，使用仪器时不会碰到托臂架上。

仪器

标准的关节镜仪器包括一个 4.0mm 的 30°关节镜和 5.5mm 的无窗插管。还需要一个半径为 3.5mm 刨削刀作为术中电烙切除设备。额外的转换头（最好是尖头而不是钝头）在术中起到牵开作用。术中偶尔用到香蕉刀来切除滑膜襞缘。

操作

在患者摆好体位后，需要标记标准的关节镜入口，包括前内侧近端，前外侧，三头肌后侧和后外侧各一个入口（关于肘关节关节镜入口的设定详细的讨论在第 8 章中讲到）。而且，可触及的体表标志也需要标记，包括内上髁、内侧肌间隔、肱骨小头、桡骨头和尺神经走形通道（图 12.4）。上臂驱血数值达到大于收缩压 13.3kPa（100mmHg）。

关节从外侧"软点"（由外上髁，桡骨头和鹰嘴组成的三角形中点）使用 25cc 生理盐水进行关节灌洗。关节近端前内侧入路切开后使用钳子钝性分离进入，注意保留内侧肌间隔前侧的完好。4.0mm 套管针和镜头套管于滑车上方置入关节，通过液体反流和插管引流确认贯穿关节。

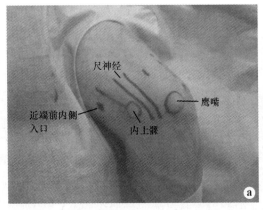 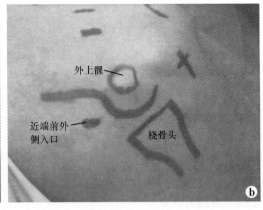

图 12.4　网球肘关节镜松解术的体位及体表标志。（a）内侧标志包括内上髁（圈），尺神经和内侧肌间隔（线）。（b）外侧标志包括外上髁（圈），桡骨头和肱骨小头。标准的关节镜入口也需要标记。

将一个 4.0mm，30°关节镜镜头置入前侧关节行关节镜检查。在直视下，利用前外侧入路置入一个脊髓穿刺针，使其进入肱骨小头和外侧柱连接点的前方，即 ECRB 与外侧柱关节囊的连接处。入路选择要足够接近近端以至于允许有一个角度能够到达肱桡关节前侧关节囊组织。这些一旦建立完毕，从外侧入路置入一个套管配尖的转换头，使用 3.5mm 刨削刀切除所有滑膜炎以及清理前外侧关节囊。

术中经常发现关节囊滑膜皱襞附着于环状韧带和桡骨头上，偶尔嵌入肱桡关节内（见图 12.1）。一经发现，须切除这些组织直至显露正常的环状韧带以及桡骨头。以我们的经验来看这些组织经常是引起患者疼痛的原因。切除异常的关节囊组织需要联合使用刨削刀，电烙切除设备，偶尔使用香蕉刀切除坚固的难以切除的组织。术中需要注意保护桡骨头关节软骨，因为一旦显露，经常会暴露由于病理性关节囊皱襞的直接压力所引起的关节软骨接触性变性区域（图 12.5）。

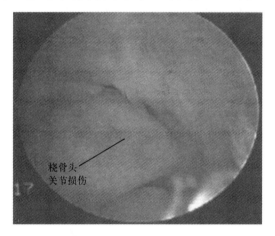

桡骨头
关节损伤

图 12.5　行肘关节镜时，撞击的病理组织的关节囊滑膜皱襞切除后，可观察到损害的桡骨小头关节软骨面。

在切除这些组织后，注意力转移至 ECRB/EDC 起点处前外侧关节囊。在网球肘患者中这一区域常出现滑膜炎。应用电烙设备清除关节囊，从近端肱骨小头前侧和外侧柱的连接点开始。关节囊切除的顺序是从深层到浅层，直到 ECRB 和 EDC 肌腱可见为止。关节囊切除的远端至肱桡关节水平为止，注意保留肱骨小头的前侧半目的是保护 LUCL。一旦关节囊切除完毕，使用刨削刀切除 ECRB/EDC 肌腱起点直到显露正常的肌纤维（ECRL）。

一般来说，患者有以关节内为基础的症状或滑膜炎时，前侧同后侧或后外侧部分涉及的情况是一样的。后侧三头肌入路作为近端后外侧入路来评价肘关节后外侧部分。正常情况下鹰嘴和鹰嘴窝需要通过后外侧沟的入路进行关节内评价，特别是对于有像上述病理性关节囊滑膜皱襞嵌入肱桡关节内的情况。由于这些组织可以嵌入桡骨头和肱桡关节内，如果后外侧沟入路不可见，则可能出现这些病理性组织被遗漏的情况。

从近端后外侧入路置入关节镜，经后外侧沟到达肱骨小头后方，即鹰嘴外侧。在直视下确认桡骨头和尺骨桡切迹的位置，并在该点做远端后外侧（副或肱桡）入路。应用刨削或电烙设备清理滑膜炎或病理性关节囊组织。注意避免损伤 LUCL，LUCL 走形于关节外侧，从外上髁经桡骨头止于尺骨。沿着尺骨外侧面和围绕桡骨头尽可能偏内侧清理，可以避免损伤 LUCL。

关节清理完毕后，关节内应充分灌洗，尼龙线间断关闭入路口，尽可能关闭严密以免窦道形成。包扎伤口，肘关节予以后侧夹板制动。

康复

使用关节镜进行关节清理的优点是仅需要入路处皮肤的愈合。没有筋膜需要修复，术后肘关节不需要保护。夹板和绷带在术后 3d 由患者自行去除，在患者能够承受的情况下允许肘关节进行所有的日常活动。在术后 7~10d 第一次随访时就可拆除缝线。在手术引起的疼痛消退后，肘关节可进行任何活动，包括体育运动。只针对少数患者在手术期间出现肘关节强直的情况下才进行正式的康复训练。

结果

很多网球肘患者的症状随着时间的推移和非手术治疗能够得到改善，然而，有顽固性症状的患者经常需要手术治疗。外上髁炎的手术治疗方法是争论最多的，曾经报道过很多种手术方案，绝大多数治疗效果相仿。

大部分研究报道 80% ~ 85% 的患者可以获得"好至优"的治疗结果，却很少有相关的研究可以用来做比较分析[3,6,8-10,15,16,21,27-30]。Hohmann 在 1933 年最早报道应用切开松解治疗网球肘并获得了 86% ~ 88% 的满意率[6]。Nirschl 和 Pettrone 应用改良的切开松解方法治疗 88 例获得 85% 好至优的治疗效果。其手术方案包括病理性肌腱组织切除，外上髁去皮质和 ECRL 的修补[9]。并且，85% 的患者肘关节可以活动自如，包括参加体育运动。随后，Nirschl 方案变成了手术治疗网球肘的"金标准"。

切开治疗相同的报道里增加了更多的近期分析。Zingg 和 Schneeberger 报道 21 例患者获得了 81% 的满意率，其治疗结果中无疼痛出现或轻微疼痛出现[28]。然而，他们发现应用改良 Nirschl 切开松解方法需要延长手术期间的康复。他们还发现 Khashaba 也存在相同的结果，对于 23 例进行的去皮质和外上髁钻孔方法治疗的预期性随机研究中，患者的疼痛增加，关节强直程度加重[27]。

对于手术期间的疼痛和延迟康复的问题，在切开松解手术后随访关注，也同样在关节内评估以后进行随访关注，这导致很多外科医生开始应用关节镜对 ECRB/EDC 起点进行松解来治疗网球肘[8,10,29,30]。Peart 等报道应用关节镜进行松解可以获得 72% 好至优的治疗结果，与切开松解 69% 的结果类似，但是患者康复和重返工作的时间更短[10]。Stapleton 和 Baker 报道对比关节镜松解和切开松解治疗网球肘，前者恢复更快，重返体育运动的时间更短（35d 对比 66d 的重返体育运动）[30]。他们还发现在应用关节镜治疗的患者中 60% 存在关节内紊乱。由 Kaminsky 和 Baker 进行的后期研究中应用关节镜松解 39 例中的 95% 可以获得"很好"或"更好"的随访结果[29]。在我们进行的研究中，Mullet 等报道应用关节镜清理治疗 39 例患者中，有 93% 可以获得"很好"或"更好"的随访结果。这些患者重返工作的时间平均为 7d[8]。

我们发现由于关节镜松解手术较少需要康复，才使得更快恢复成为可能。而且，相关的关节内损伤，特别是任何对肱桡关节发生碰撞的关节囊滑膜皱襞都可以得到切除，而在切开松解手术中这些损伤可能被遗漏。虽然有很多优点，但关节镜手术难度大，有一个重要的实践曲线，而且也不是没有并发症，例如神经损伤。正因为如此，除非有一个预期随机试验将关节镜与切开松解进行对比，否则对于"金标准"的手术方法很难有一个明确的答案。

结论

大多数网球肘患者能够通过非手术治疗使症状得到改善。然而，一旦出现患者无法忍受症状，或症状无法快速缓解，就需要通过手术来解决。正像骨科手术的其他领域一样，小切口手术趋势已经形成，这也同样适用于网球肘的治疗。传统的切开技术包括小切口及暴露，使得更多的医生倾向于关节镜手术治疗网球肘，才真正符合小切口原则。关节镜有很多优点，可视包括整个关节，更快的恢复（包括重返工作），治疗结果的比较也优于传统的切开技术。

（尹路译 阚世廉 李世民 校）

参考文献

1. Assendelft WJ, Hay EM, Adshead R, Bouter LM. Corticosteroid injections for lateral epicondylitis: a systematic overview. Br J Gen Pract 1996;46(405):209–216

2. Bosworth DM. The role of the orbicular ligament in tennis elbow. J Bone Joint Surg Am 1955;37-A(3):527–533

3. Dunkow PD, Jatti M, Muddu BN. A comparison of open and percutaneous techniques in the surgical treatment of tennis elbow. J Bone Joint Surg Br 2004;86(5):701–704

4. Haker E, Lundeberg T. Pulsed ultrasound treatment in lateral epicondylalgia. Scand J Rehabil Med 1991;

23(3):115–118

5. Harding W. Use and misuse of the tennis elbow strap. Phys Sportsmed 1992;20:65–74

6. Hohmann G. Das Wesen und die Behandlung des sogenannten Tennisellbogens. Munch Med Wochesnschr 1933;80:250–252

7. Molsberger A, Hille E. The analgesic effect of acupuncture in chronic tennis elbow pain. Br J Rheumatol 1994;33(12):1162–1165

8. Mullett H, Sprague M, Brown G, Hausman M. Arthroscopic treatment of lateral epicondylitis: clinical and cadaveric studies. Clin Orthop Relat Res 2005;439:123–128

9. Nirschl RP, Pettrone FA. Tennis elbow. The surgical treatment of lateral epicondylitis. J Bone Joint Surg Am 1979;61(6A):832–839

10. Peart RE, Strickler SS, Schweitzer KM, Jr. Lateral epicondylitis: a comparative study of open and arthroscopic lateral release. Am J Orthop 2004;33(11): 565–567

11. Price R, Sinclair H, Heinrich I, Gibson T. Local injection treatment of tennis elbow - hydrocortisone, triamcinolone and lignocaine compared. Br J Rheumatol 1991;30(1):39–44

12. Rompe JD, Hopf C, Kullmer K, Heine J, Burger R, Nafe B. Low-energy extracorporal shock wave therapy for persistent tennis elbow. Int Orthop 1996;20(1): 23–27

13. Smidt N, van der Windt DA, Assendelft WJ, Deville WL, Korthals-de Bos IB, Bouter LM. Corticosteroid injections, physiotherapy, or a wait-and-see policy for lateral epicondylitis: a randomised controlled trial. Lancet 2002;359(9307):657–662

14. Vasseljen O, Jr, Hoeg N, Kjeldstad B, Johnsson A, Larsen S. Low level laser versus placebo in the treatment of tennis elbow. Scand J Rehabil Med 1992;24(1): 37–42

15. Verhaar J, Walenkamp G, Kester A, van Mameren H, van der Linden T. Lateral extensor release for tennis elbow. A prospective long-term follow-up study. J Bone Joint Surg Am 1993;75(7):1034–1043

16. Boyer MI, Hastings H, II. Lateral tennis elbow: "Is there any science out there?" J Shoulder Elbow Surg 1999;8(5):481–491

17. Cohen MS, Hastings H, II. Rotatory instability of the elbow. The anatomy and role of the lateral stabilizers.

18. Kalainov DM, Cohen MS. Posterolateral rotatory instability of the elbow in association with lateral epicondylitis. A report of three cases. J Bone Joint Surg Am 2005;87(5):1120–1125

19. Morrey BF. Reoperation for failed treatment of refractory lateral epicondylitis. J Shoulder Elbow Surg 1992;1:47–55

20. Bosworth DM. Surgical treatment of tennis elbow; a follow-up study. J Bone Joint Surg Am 1965;47(8): 1533–1536

21. Nirschl RP. Elbow tendinosis/tennis elbow. Clin Sports Med 1992;11(4):851–870

22. Potter HG, Hannafin JA, Morwessel RM, DiCarlo EF, O'Brien SJ, Altchek DW. Lateral epicondylitis: correlation of MR imaging, surgical, and histopathologic findings. Radiology 1995;196(1):43–46

23. Regan W, Wold LE, Coonrad R, Morrey BF. Microscopic histopathology of chronic refractory lateral epicondylitis. Am J Sports Med 1992;20(6): 746–749

24. Antuna SA, O'Driscoll SW. Snapping plicae associated with radiocapitellar chondromalacia. Arthroscopy 2001;17(5):491–495

25. Duparc F, Putz R, Michot C, Muller JM, Freger P. The synovial fold of the humeroradial joint: anatomical and histological features, and clinical relevance in lateral epicondylalgia of the elbow. Surg Radiol Anat 2002;24(5):302–307

26. Solveborn SA, Buch F, Mallmin H, Adalberth G. Cortisone injection with anesthetic additives for radial epicondylalgia (tennis elbow). Clin Orthop Relat Res 1995;(316):99–105

27. Khashaba A. Nirschl tennis elbow release with or without drilling. Br J Sports Med 2001;35(3): 200–201

28. Zingg PO, Schneeberger AG. Debridement of extensors and drilling of the lateral epicondyle for tennis elbow: a retrospective follow-up study. J Shoulder Elbow Surg 2006;15(3):347–350

29. Kaminsky SB, Baker CL, Jr. Lateral epicondylitis of the elbow. Tech Hand Up Extrem Surg 2003;7(4):179–189

30. Stapleton TR, Baker, CL. Arthroscopic treatment of lateral epicondylitis: a clinical study [abstract]. Arthroscopy 1996;12:365–366

J Bone Joint Surg Am 1997;79(2):225–233

第 13 章　腕和手部手术入路综述：微创技术的适应证

Steve K. Lee

最近矫形外科已经迎来了微创技术的一次大爆炸，在腕及手部的手术方面也不例外[1-7]。这些技术范围包括经皮的、内窥镜的、关节镜的，到小切口技术。以上章节中涵盖的题目包括腕关节骨折的微创固定术，经内镜腕管松解术，扳机指微创松解术和指骨骨折的微创治疗。我们将讨论腕部及手部手术微创技术的适应证和优点，同时详细地描述这些新型手术技术。

与矫形外科其他领域提出的优点一样，腕及手部外科微创技术的优点包括在尽可能改善预后，实现更短的痊愈时间，更早的重返工作，更少的瘢痕组织形成[8,9]。内窥镜和关节镜照相机带来的可视化进步，以及在微创技术入路中，为增强手术安全性而不断提高的解剖学知识，帮助拓展了这些技术的应用和经验的积累。

关于腕部骨折，外科医师对桡骨远端骨折的手术治疗有一个宽泛的选择，例如外固定，切开复位用角稳定钢板及其他装置内固定，Kapandji 钉经皮撬拨的微创技术，小切口复位植骨术和关节镜下复位固定术，以及其他方式[10-16]。对于桡骨远端平面，微创技术对腕骨骨折治疗的主要范例莫过于 Slade 等倡导的关节镜下对舟骨骨折的复位内固定[17-21]。

经内窥镜腕管松解技术可以缩短痊愈时间，使患者更早重返工作[8,9]。通常在 3 个月后疾病的预后和施行腕管切开松解术组的方法后相似[22]。潜在并发症包括因未完全松解产生可逆的或不可逆的神经损伤而导致的手术失败[23-27]。目前主要有两种内窥镜下腕管松解术式：Agee 的单切口技术[28]，Chow 的双切口技术[29,30]。

扳机指松解术已经被经典的演示，即用一个 1～2cm 切口的开窗技术，切口的设计既可以是横行、斜行，也可以是纵行的。其中的微创技术包括用皮下注射针经皮的、经内窥镜的，以及用特殊扳机指器械小开口的方法[31-40]。

关于手部骨折，令人普遍接受的观点认为实行越少的切开暴露可以获得更好的结果。手术切开的方法会增加骨与肌腱、韧带和皮肤等软组织之间瘢痕形成的风险。在闭合复位内固定（通常是经皮穿针）[41-44]。经皮穿针使瘢痕形成最小化，耗材低廉并取材方便，且内固定材料可于诊所轻易地拔除。最近出现拥有内置针导向器的复位夹板更简化了穿针过程。

外固定及其他微创技术已经描述过了[45-48]。关节镜下复位内固定技术已经在拇指及手指的掌指关节[50]、拇指腕掌关节（基底关节）、手指近侧指间关节的关节内骨折中得到应用。小关节镜是一个相对新生的技术，与更大的关节镜相比并没有得到广泛的应用。通过微型光学的手术技术的发展，将促使手部骨折在微创治疗技术上的不断提高。

以下章节深入地讨论腕及手部微创手术的具体技术。具体的重点讨论在适应证选择，微创技术的优点，解剖学，手术技术方面。

（徐建华 张建兵 译　阚世廉 李世民 校）

参考文献

1. Bottner F, Delgado S, Sculco TP. Minimally invasive total hip replacement: the posterolateral approach. American Journal of Orthopedics (Belle Mead, N.J.) 2006;35(5):218–24
2. Egol KA. Minimally invasive orthopaedic trauma surgery: a review of the latest techniques. Bulletin (Hospital for Joint Diseases (New York, N.Y.)) 2004; 62(1–2):6–12
3. Klein GR, Parvizi J, Sharkey PF, Rothman RH, Hozack WJ. Minimally invasive total hip arthroplasty: internet claims made by members of the Hip Society. Clinical Orthopaedics and Related Research 2005 Dec;(441):68–70
4. Langlotz K. Minimally invasive approaches in orthopaedic surgery. Minimally Invasive Therapy and Allied Technologies 2003;12(1):19–24
5. Lehman RA, Jr., Vaccaro AR, Bertagnoli R, Kuklo TR. Standard and minimally invasive approaches to the spine. The Orthopedic Clinics of North America 2005;36(3):281–92
6. Nogler M. Navigated minimal invasive total hip arthroplasty. Surgical Technology International 2004; 12:259–62
7. Wall EJ, Bylski-Austrow DI, Kolata RJ, Crawford AH. Endoscopic mechanical spinal hemiepiphysiodesis modifies spine growth. Spine 2005;30(10): 1148–53
8. Saw NL, Jones S, Shepstone L, Meyer M, Chapman PG, Logan AM. Early outcome and cost-effectiveness of endoscopic versus open carpal tunnel release: a randomized prospective trial. The Journal of Hand Surgery (Edinburgh, Lothian) 2003;28(5):444–9
9. Trumble TE, Diao E, Abrams RA, Gilbert-Anderson MM. Single-portal endoscopic carpal tunnel release compared with open release: a prospective, randomized trial. The Journal of Bone and Joint Surgery American 2002;84-A(7):1107–15
10. Weil WM, Trumble TE. Treatment of distal radius fractures with intrafocal (kapandji) pinning and supplemental skeletal stabilization. Hand Clinics 2005; 21(3):317–28
11. Duncan SF, Weiland AJ. Minimally invasive reduction and osteosynthesis of articular fractures of the distal radius. Injury 2001;32(Suppl 1): SA14–24
12. Ring D, Jupiter JB. Percutaneous and limited open fixation of fractures of the distal radius. Clinical Orthopaedics and Related Research 2000 Jun;(375): 105–15
13. Geissler WB, Fernandes D. Percutaneous and limited open reduction of intra-articular distal radial fractures. Hand Surgery 2000;5(2):85–92
14. Auge WK, II, Velazquez PA. The application of indirect reduction techniques in the distal radius: the role of adjuvant arthroscopy. Arthroscopy 2000;16(8): 830–5
15. Trumble TE, Wagner W, Hanel DP, Vedder NB, Gilbert M. Intrafocal (Kapandji) pinning of distal radius fractures with and without external fixation. The Journal of Hand Surgery 1998;23(3):381–94
16. Naidu SH, Capo JT, Moulton M, Ciccone W, II, Radin A. Percutaneous pinning of distal radius fractures: a biomechanical study. The Journal of Hand Surgery 1997;22(2):252–7
17. Slade JF, III, Grauer JN, Mahoney JD. Arthroscopic reduction and percutaneous fixation of scaphoid fractures with a novel dorsal technique. The Orthopedic Clinics of North America 2001;32(2):247–61
18. Slade JF, III, Jaskwich D. Percutaneous fixation of scaphoid fractures. Hand Clinics 2001;17(4):553–74
19. Slade JF, III, Gutow AP, Geissler WB. Percutaneous internal fixation of scaphoid fractures via an arthroscopically assisted dorsal approach. The Journal of Bone and Joint Surgery American 2002;84-A(Suppl 2): 21–36
20. Slade JF, III, Geissler WB, Gutow AP, Merrell GA. Percutaneous internal fixation of selected scaphoid nonunions with an arthroscopically assisted dorsal approach. The Journal of Bone and Joint Surgery American 2003;85-A (Suppl 4):20–32
21. Slade JF, III, Dodds SD. Minimally invasive management of scaphoid nonunions. Clinical Orthopaedics and Related Research 2006 Apr;(445):108–19
22. Macdermid JC, Richards RS, Roth JH, Ross DC, King GJ. Endoscopic versus open carpal tunnel release: a randomized trial. The Journal of Hand Surgery 2003; 28(3):475–80
23. Thoma A, Veltri K, Haines T, Duku E. A meta-analysis of randomized controlled trials comparing endoscopic and open carpal tunnel decompression. Plastic and Reconstructive Surgery 2004;114(5):1137–46
24. Kretschmer T, Antoniadis G, Borm W, Richter HP. [Pitfalls of endoscopic carpal tunnel release]. Der Chirurg; Zeitschrift fur alle Gebiete der operativen Medizen 2004;75(12):1207–9
25. Thoma A, Veltri K, Haines T, Duku E. A systematic review of reviews comparing the effectiveness of endoscopic and open carpal tunnel decompression. Plastic and Reconstructive Surgery 2004;113(4):1184–91
26. Uchiyama S, Yasutomi T, Fukuzawa T, Nakagawa H, Kamimura M, Miyasaka T. Median nerve damage during two-portal endoscopic carpal tunnel release. Clinical Neurophysiology 2004;115(1):59–63
27. Varitimidis SE, Herndon JH, Sotereanos DG. Failed endoscopic carpal tunnel release. Operative findings and results of open revision surgery. The Journal of Hand Surgery (Edinburgh, Lothian) 1999;24(4):465–7
28. Agee JM, Peimer CA, Pyrek JD, Walsh WE. Endoscopic carpal tunnel release: a prospective study of complications and surgical experience. The Journal of Hand Surgery 1995;20(2):165–71; discussion 172
29. Chow JC, Hantes ME. Endoscopic carpal tunnel release: thirteen years' experience with the Chow technique. The Journal of Hand Surgery 2002;27(6): 1011–8
30. Chow JC. Endoscopic release of the carpal ligament for carpal tunnel syndrome: long-term results using the Chow technique. Arthroscopy 1999;15(4):417–21
31. Slesarenko YA, Mallo G, Hurst LC, Sampson SP, Serra-Hsu F. Percutaneous release of A1 pulley.

Techniques in Hand & Upper Extremity Surgery 2006;10(1):54–6

32. Ragoowansi R, Acornley A, Khoo CT. Percutaneous trigger finger release: the "lift-cut" technique. British Journal of Plastic Surgery 2005;58(6):817–21

33. Wilhelmi BJ, Mowlavi A, Neumeister MW, Bueno R, Lee WP. Safe treatment of trigger finger with longitudinal and transverse landmarks: an anatomic study of the border fingers for percutaneous release. Plastic and Reconstructive Surgery 2003;112(4):993–9

34. Wilhelmi BJ, Snyder NT, Verbesey JE, Ganchi PA, Lee WP. Trigger finger release with hand surface landmark ratios: an anatomic and clinical study. Plastic and Reconstructive Surgery 2001;108(4):908–15

35. Blumberg N, Arbel R, Dekel S. Percutaneous release of trigger digits. The Journal of Hand Surgery (Edinburgh, Lothian) 2001;26(3):256–7

36. Ha KI, Park MJ, Ha CW. Percutaneous release of trigger digits. The Journal of Bone and Joint Surgery 2001;83(1):75–7

37. Dunn MJ, Pess GM. Percutaneous trigger finger release: a comparison of a new push knife and a 19-gauge needle in a cadaveric model. The Journal of Hand Surgery 1999;24(4):860–5

38. Cihantimur B, Akin S, Ozcan M. Percutaneous treatment of trigger finger. 34 fingers followed 0.5–2 years. Acta Orthopaedica Scandinavica 1998;69(2):167–8

39. Bain GI, Turnbull J, Charles MN, Roth JH, Richards RS. Percutaneous A1 pulley release: a cadaveric study. The Journal of Hand Surgery 1995;20(5):781–4; discussion 785–6

40. Pope DF, Wolfe SW. Safety and efficacy of percutaneous trigger finger release. The Journal of Hand Surgery 1995;20(2):280–3

41. Geissler WB. Cannulated percutaneous fixation of intra-articular hand fractures. Hand Clinics 2006;22(3):297–305, vi

42. Sawaizumi T, Nanno M, Nanbu A, Ito H. Percutaneous leverage pinning in the treatment of Bennett's fracture. Journal of Orthopaedic Science 2005;10(1): 27–31

43. Galanakis I, Aligizakis A, Katonis P, Papadokostakis G, Stergiopoulos K, Hadjipavlou A. Treatment of closed unstable metacarpal fractures using percutaneous transverse fixation with Kirschner wires. The Journal of Trauma 2003;55(3):509–13

44. Klein DM, Belsole RJ. Percutaneous treatment of carpal, metacarpal, and phalangeal injuries. Clinical Orthopaedics and Related Research 2000 Jun;(375): 116–25

45. Freeland AE, Orbay JL. Extraarticular hand fractures in adults: a review of new developments. Clinical Orthopaedics and Related Research 2006 Apr;(445): 133–45

46. Mader K, Gausepohl T, Pennig D. [Minimally invasive management of metacarpal I fractures with a mini-fixateur]. Handchir Mikrochir Plast Chir 2000; 32(2):107–11

47. McCulley SJ, Hasting C. External fixator for the hand: a quick, cheap and effective method. Journal of the Royal College of Surgeons of Edinburgh 1999;44(2): 99–102

48. Drenth DJ, Klasen HJ. External fixation for phalangeal and metacarpal fractures. The Journal of Bone and Joint Surgery 1998;80(2):227–30

第 14 章　微创手术治疗桡骨远端骨折

Phani K. Dantuluri

近年来，骨科领域内的内固定物以及医疗水平得到了一定程度的发展。为了减少对软组织的损伤、提高手术的美观以及减少对骨折周围生物环境的干扰促进骨折愈合，骨科手术正在朝着微创方向发展。微创人工关节置换术、关节镜手术和锁定钉技术是骨科手术的新进展，这些技术可以明显改善患者的治疗效果。在微创手术方面，人们正在重新认识桡骨远端骨折。试图明确这种常见的上肢骨折是否适合微创手术治疗。

很久以来，治疗桡骨远端骨折的黄金标准是石膏固定。闭合复位、经皮穿钉及外固定架治疗是早期治疗桡骨远端骨折的一些方法[1,2]。然而，仅有部分类型的骨折适合闭合复位。这使人们更加认识到恢复关节面连续性和骨折序列的重要性[3,4]。因此，这时就需要进行切开复位。此时，切开复位内固定便成为更常见的治疗方法。有很多不同类型的钢板和螺钉用于治疗桡骨远端骨折。钢板通常置于桡骨远端，对于医生和患者最理想的就是通过内固定实现坚强固定[5]。

在过去的十年中，这种治疗趋势得到了飞速发展。目前，治疗桡骨远端骨折最常见的钢板是掌侧钢板[6]。从事上肢手术的一些学者，提出使用更小的内固定物对特定序列进行固定，以满足桡骨远端部位的特定应力载荷，最终的目的即是用较小内固定实现更坚强的固定[7]。虽然这些方法在治疗桡骨远端骨折方面取得了巨大成功，但仍存在一些问题[8]。

桡骨远端所被覆的肌肉较薄，且存在血管神经。尽管近年内固定技术得到发展，内固定物逐渐变小，但桡骨远端手术常见的并发症仍为肌腱和神经损伤[9,10]。虽然锁定螺钉技术不能以骨折固定的稳定程度使并发症的发生率较小，但仍存在一定的问题，包括：肌腱刺激、神经断裂、瘢痕形成、肢体僵直以及内固定物取出。

唯一一种能避免上述问题的内固定技术即髓内固定。髓内固定的内植物完全位于骨皮质的内面，不会对周围软组织和神经血管造成损伤。另外，髓内固定的内植物可以通过微创切口植入。

随着现代医学的发展，人们对骨折愈合的机制和机理有了新的认识。目前认为，保留骨折端的血运可以促进骨折愈合，并可获得较好的临床疗效。最理想的状态就是，在骨折复位时尽可能减少对骨折端软组织的损伤以最大限度保留骨折端的血运。

目前，髓内固定已经成为治疗股骨干骨折和胫骨干骨折的标准治疗方案[11]。这项技术已经取得了很好的临床疗效。髓内固定的优势在于：对软组织损伤小，保留了骨折端的血运，应力遮挡率低。虽然有学者将髓内固定技术应用于治疗桡骨远端骨折，但尚没有完全将髓内固定用于治疗桡骨远端骨折[12-19]。

为了避免上面提到的这些手术相关并发症的发生，一些学者与 Wright 医疗科技集团联合开发了一种新的髓内固定器用于治疗桡骨远端骨折（图 14.1）。这种新型内固定将角锁定螺钉技术与髓内钉技术很好地结合在一起，在对桡骨远端实现坚强固定的同时减少了对周围软组织的损伤同时保留了骨折端的血供。

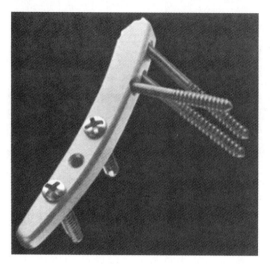

图 14.1 Wright 医疗科技集团联合开发的内固定系统。远端为锁定螺钉，近端为皮质螺钉。(From Dantuluri P. Distal Radius Fractures, An Issue of Atlas of the Hand Clinics, November 2006, with permission of, Elsevier Inc.)

手术指征

髓内钉手术的最好手术指征是治疗无法通过闭合复位治疗的关节外桡骨远端不稳定性骨折（图 14.2）。简单的关节内桡骨远端骨折也可使用髓内钉固定，但是要求关节内的骨折块数量尽可能少，还要求关节面的骨折块的间距小。同时，不适用于发生在干骺端近侧的粉碎性骨折。原因在于无法在干骺端近侧进行有效固定，导致复位丢失。这种内固定物还可以用于治疗术后不愈合以及桡骨远端关节外的延迟愈合或不愈合。这种内固定器可以为治疗骨折不愈合提供即刻的坚强固定，同时可以分散通过桡骨远端的应力载荷。这种内固定器在治疗由皮质缺损造成的骨折不愈合中具有很大的优势。手术复位后形成的皮质缺损通常需要数月的治疗才能愈合。在这段时间内，由于钢板和螺钉需要承受过大的应力，故会出现内固定物的断裂。因此，有必要对患者的原发伤以及复位后的影像进行评估来判断患者是否适合进行髓内固定。

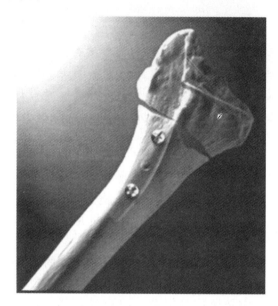

图 14.2 理想的髓内钉位置示意图（From Dantuluri P. Distal Radius Fractures, An Issue of Atlas of the Hand Clinics, November 2006, with permission of, Elsevier Inc. ）

术前计划

在病史询问及体格检查后需要进行术前影像学的评估，评估内容包括标准的腕关节前后位像、侧位像及斜位像（图 14.3）。还需要对同侧上肢进行评估，尤其是肘关节和前臂，以排除复合伤（如 Essex-Lopresti 损伤）。如果在询问病史和体格检查时认为有必要对肘关节和前臂进行检查，则需对上述部分进行一部分的影像学检查。同时，还需要对血管神经进行检查，对单纯软组织损伤的检查也是有十分重要的意义的。

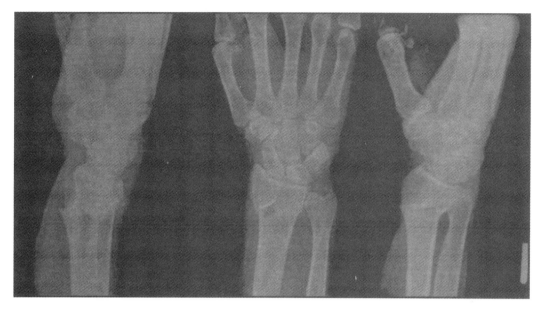

图 14.3　创伤后的影像学检查提示桡骨远端向背侧成角，桡骨短缩，桡偏角度丢失。(From Dantuluri P. Distal Radius Fractures, An Issue of Atlas of the Hand Clinics, November 2006, with permission of Elsevier, Inc.)

有必要对双侧腕关节进行影像学检查以排除患者的个体解剖变异。同时，双侧腕关节影像学检查对术前内固定的选择也是十分必要的。复位后的影像学检查可以用于评估骨折的稳定性（图 14.4）。术前要明确桡骨远端是否存在陈旧损伤及骨折不愈合。这些因素可能改变正常桡骨远端的相关参数，影响髓内钉的置入。

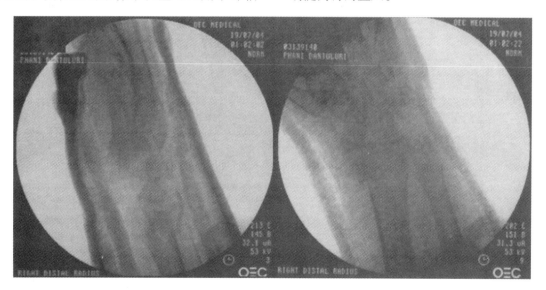

图 14.4　复位后的影像学检查提示骨折端缺乏足够的稳定性以及对位欠佳。(From Dantuluri P. Distal Radius Fractures, An Issue of Atlas of the Hand Clinics, November 2006, with permission of Elsevier, Inc.)

手术器材

髓内钉技术微创治疗桡骨远端骨折需要如下手术器材：①Wright 医疗髓内钉系统；②一根 0.62mm 克氏针，两根 0.45mm 克氏针；③克氏针导向器；④钻头；⑤小型咬骨钳；⑥术中透视系统。

手术技术

手术开始

多功能的髓内系统像是螺钉固定如果需要可以用于多发伤的患者，只能处于仰卧、俯卧位的患者或是有褥疮的患者。如果没有禁忌

证，手术采取仰卧位会很易于操作。把标准的前臂固定板接在手术台的一侧，用于支撑手术肢（图 14.5）。虽然一个手台可以交换使用，但是单独的前臂固定板由于可以在透视时去除而更方便。一种小型的 C 型臂透视设备放射量低，在有阻隔时不如标准的放射设备。

手术标志

在患者已经摆好体位并用无菌单盖覆之前，一些关键的手术点需要标记。桡腕关节和桡尺关节需要触诊和标记。桡骨茎突、背侧和掌侧的轮廓也需要标记。如果肥厚的软组织覆盖，影响触诊，可以用放射透视去定位这些关键的标记。标记可以直接画在手臂皮肤上，方便选择合适的内植物。

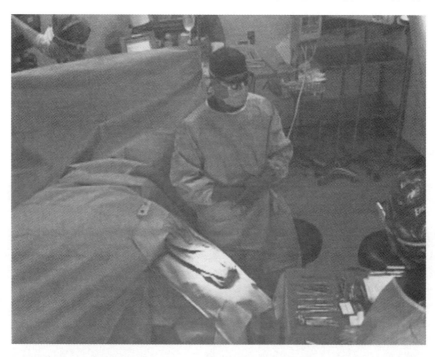

图 14.5 显示的是患者采取单臂固定的体位。（From Dantuluri P. Distal Radius Fractures, An Issue of Atlas of the Hand Clinics, November 2006, with permission of Elsevier, Inc. ）

手术方法

提前在前臂固定板的合适位置铺上无菌单，确保前臂固定板完全覆盖上无菌单，这样可以让术者自己移动固定板而不会被污染。

之后透视评价骨折确保固定简便或可以用小切口复位。确保可以在解剖上复位，触诊和标记桡骨茎突的尖端。做一个 2～3cm 的通过桡骨茎突尖端中心、在背侧和掌侧茎突等高线的中部的切口（图 14.6）。手术分离过程

一定要小心，格外小心需要的是一些桡侧感觉神经的分支需要牵拉。这些神经没有骨支需要分离，神经支需要与周围的脂肪和血管一同分离，避免术后产生功能障碍。

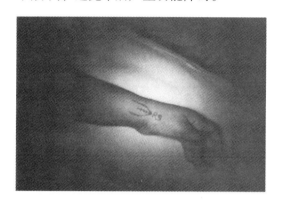

图 14.6　显示的是桡骨茎突等高线和预期手术切口的侧面观。　（From Dantuluri P. Distal Radius Fractures, An Issue of Atlas of the Hand Clinics, November 2006, with permission of Elsevier, Inc.）

在第一和第二伸肌肌腱分离之后，用切皮刀切开骨膜，然后桡骨茎突的皮质就会足的暴露出髓内钉的进针点。骨膜如果可以应当保留，这样可以覆盖住进钉的钉孔，保护邻近的肌腱或钉子之下的茎突皮质深层的神经分支。

初步复位

骨折的解剖复位对于外科医生是有好处的，这样可以把持克氏针固定植入钉。说有好处有的下一些原因：第一，一旦外部的夹具就位，就很难看见关节线和骨折对位情况，因为夹具和钉子会遮挡 X 线。第二，钉子会有一个髓内填充度，虽然这种填充度可以稳定骨折的复位，但是一旦植入，就会组织复位的良性旋转尤其是背侧或掌侧的旋转及掌侧倾斜的复位。因此，建议先解剖复位再植入髓内针。

这个应该不难，影像学可用于证实解剖复位。一旦骨折达到解剖复位，末端的碎片初步钉入一根 0.62 的克氏针穿过桡骨茎突。这枚克氏针如果可以应打入茎突的掌侧部，

这样才不会妨碍植入髓内钉，又可以提供对远端骨折块的稳定固定及保护和避开第一背伸肌腱和茎侧感觉神经分支（图 14.7）。克氏针的打入会比较困难，但是为了简化后续的步骤还是值得的。

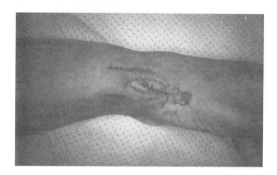

图 14.7　显示的是手术暴露和植入 0.62 克氏针至掌侧茎突。　（From Dantuluri P. Distal Radius Fractures, An Issue of Atlas of the Hand Clinics, November 2006, with permission of Elsevier, Inc.）

第二根经皮的 0.45 的克氏针植入背侧的，经典的第 4～5 背伸肌腱间隙。戳一个 1mm 的小口确保克氏针打入的位置正确并且不会伤到肌腱和神经。经典的操作是，一个导向装置通过克氏针放入阻止克氏针被周围软组织包裹。这个克氏针应该固定尺骨背侧远端碎片，并且与 0.62 的那根通过桡骨茎突链接，保护严格的 90/90 远端碎片固定（图 14.8）。

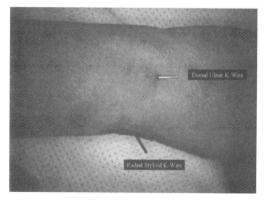

图 14.8　初步的复位固定桡骨茎突和背侧尺骨，克氏针提供 90/90 严格固定。　（From Dantuluri P. Distal Radius Fractures, An Issue of Atlas of the Hand Clinics, November 2006, with permission of Elsevier, Inc.）

建议去实现解剖的严格的 90/90 固定到髓内针植入的前端，这样植入髓内钉会变得轻松，如果克氏针固定的不理想，会造成打入髓内钉的时候打破初步的复位。严格的 90/90 固定需要两根克氏针抵抗任何由于髓内钉植入时产生的移位的力量（图 14.9）。

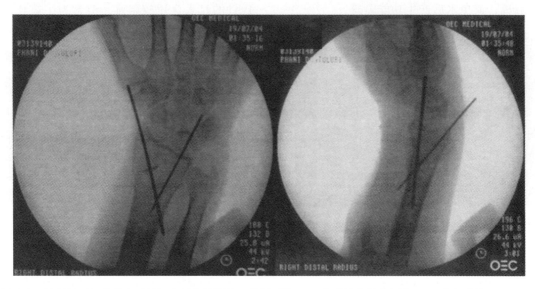

图 14.9　放射显示经典的克氏针初步固定的位置。掌侧面的 0.62 克氏针和桡背侧的 0.45 的克氏针。（From Dantuluri P. Distal Radius Fractures，An Issue of Atlas of the Hand Clinics，November 2006，with permission of Elsevier，Inc.）

如果骨折的患部不能闭合复位，可以利用预先的小的背侧切口近端的锁定螺钉作为帮助复位的窗口。钉子可以通过背侧皮肤表面打在预期的髓腔内，这需要手腕在射线下摆成后前位。放射将提示为近端锁定螺钉做的预先的切口的位置。通过这个切口植入 Freer elevator，为了复位复杂的骨折，尤其是在绕切记处的简单关节骨折。一旦复位成功，就需要像之前说的那样植入克氏针。

置钉

在这一点上，确认桡骨茎突的顶点并且在桡骨茎突顶点近侧约 5mm 处开一皮质窗。这个皮质窗必须距离茎突足够近以防止妨碍舟骨关节面接下来的扩孔，又不能太近而妨碍远端锁定钉获得适宜的软骨下支撑。钻或者 6.1 导管钻可用于在茎突上打这个进入孔（图 14.10）。在这个关键步骤，应该使用荧光镜来保证进入孔适于髓内固定的置入。

开出皮质窗后，小的咬骨钳可用于扩展开口尤其是在近侧方向与桡骨纵向 5mm 以保证无创伤扩展置入。然后，轻柔地将一个小型髓腔探测器置入髓腔（图 14.11）。应严格保证髓腔探测器在置钉过程中保持在桡侧皮质层以防止穿入桡骨干的尺侧皮质层。使用荧光镜来保证恰当的进入，然后置入导针贯穿骨折处进而最近地贯穿骨骺—干联合（图 14.12）。随后，序贯地插入逐级增大的导针直至导针在髓腔内足够大的在施加扭矩时抵抗旋转并且提供髓内可靠的填充。术前对侧腕关节照 X 线片可以给术者提供有价值的信息以确定使用何种尺寸的内置物。

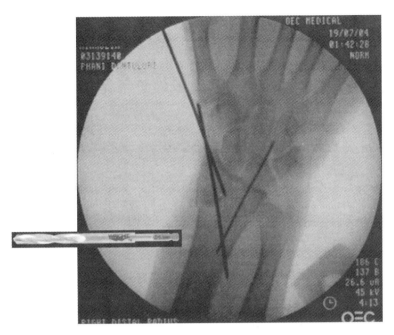

图 14.10　将导针放置在茎突顶点为内置物制造开口的导管钻很好地放入。（From Dantuluri P. Distal Radius Fractures，An Issue of Atlas of the Hand Clinics，November 2006，with permission of Elsevier，Inc.）

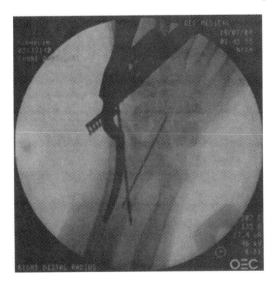

图 14.11　导管测距仪插入。注意测距器环抱桡侧皮质以防尺侧皮质穿孔。（From Dantuluri P. Distal Radius Fractures，An Issue of Atlas of the Hand Clinics，November 2006，with permission of Elsevier，Inc.）

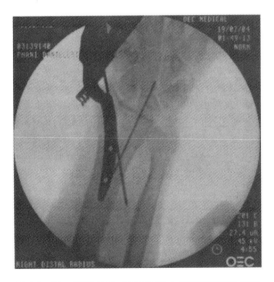

图 14.12　探针插入来确保髓内钉还到期望的位置。（From Dantuluri P. Distal Radius Fractures，An Issue of Atlas of the Hand Clinics，November 2006，with permission of Elsevier，Inc.）

最后一个导针移除后，将内置物装在外面的夹具上然后沿之前导针的路径轻柔地置入（图 14.13）。须小心地将钉子沿 S 型切迹插入并离桡骨中线足够远以保证钉子不会伸出桡骨皮质（图 14.14）。这将防止钉子和一级和二级筋膜室内韧带下表面的接触。另外，钉子被轻柔地置入到足够近，这样的话，最远端锁定螺钉将会恰好在软骨下骨下面以支撑桡腕关节面。克氏针或钻头在远端钻的引导下置入并在荧光镜下检查以确保最远端锁定螺钉位于预计的软骨下位置（图14.15）。

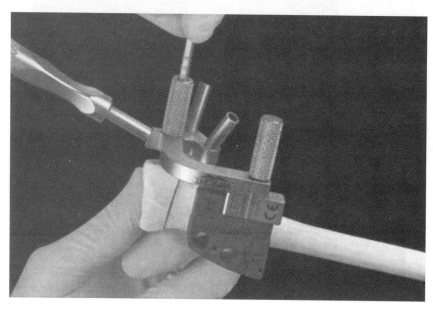

图 14.13 外科医生使用外部夹具确保螺丝对齐近端和远端的螺钉参考线的特写。(From Dantuluri P. Distal Radius Fractures, An Issue of Atlas of the Hand Clinics, November 2006, with permission of Elsevier, Inc.)

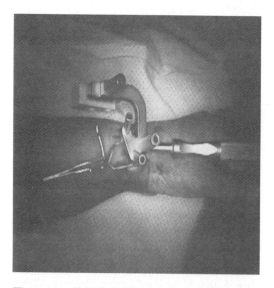

图 14.14 外部夹具在髓内针插入的适当位置。(From Dantuluri P. Distal Radius Fractures, An Issue of Atlas of the Hand Clinics, November 2006, with permission of Elsevier, Inc.)

这时，钻出远端锁定螺钉孔并测量，在3枚远端锁定螺钉内插入钉子，其中最远端锁定螺钉最先插入（图14.16）。使用荧光镜测量螺钉长度以确保它们不会穿透S型切迹进入远端尺桡关节（图14.17）。切记，由于S型切迹在远端尺侧有凹面，螺钉可能在荧光镜视图下是安全的，但是它仍可能穿入桡尺关节。因此，最好在边缘保持螺钉的误差在2mm内并通过捻发音来确保。一旦所有远端锁定坚固地锁入钉孔，应仔细评估骨折复位（图14.18）。如果由于钉孔置入骨折复位不良，可尝试通过在螺钉落定置入前解剖复位来降低骨折风险。

这个阶段，0.45克氏针经背侧皮质和钉孔插入来坚强固定内置物来防止内置物在髓腔的微小移位。近侧螺钉可通过两个小的1cm切口或一个2cm切口再置入。合适的钻

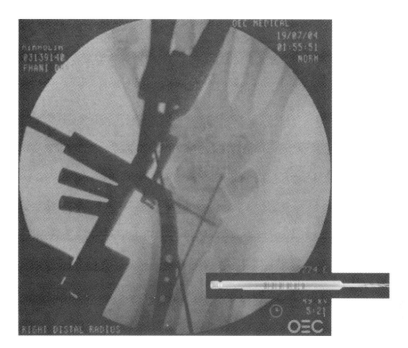

图 14.15　仔细打入远端锁定螺钉以防贯穿桡腕关节和桡尺关节。（From Dantuluri P. Distal Radius Fractures，An Issue of Atlas of the Hand Clinics，November 2006，with permission of Elsevier，Inc.）

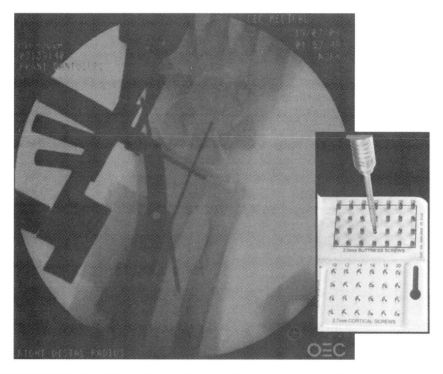

图 14.16　远端锁定螺钉插入。（From Dantuluri P. Distal Radius Fractures，An Issue of Atlas of the Hand Clinics，November 2006，with permission of Elsevier，Inc.）

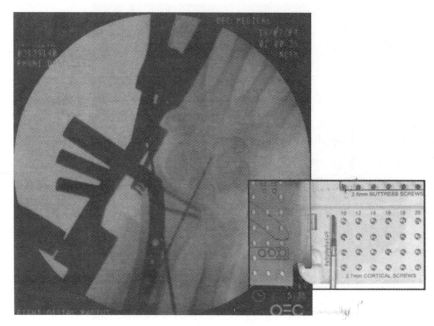

图 14.17 防止远端锁定螺钉贯穿 S 型切迹。（From Dantuluri P. Distal Radius Fractures，An Issue of Atlas of the Hand Clinics，November 2006，with permission of Elsevier, Inc.）

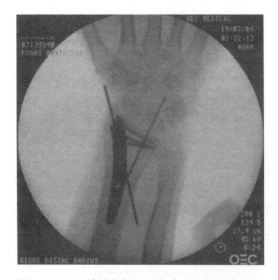

图 14.18 远端锁定螺钉固定完成后通过荧光影像显示理想的锁定位置。（From Dantuluri P. Distal Radius Fractures, An Issue of Atlas of the Hand Clinics, November 2006, with permission of Elsevier, Inc.）

孔器或引导器用于置入近侧螺钉（图 14.19）。

这些螺钉获得双皮质固定并且锁定内置物。很重要的一点是，防止任何软组织，例如伸肌腱，被螺钉头限制。同时，不要固定过紧以干扰近侧锁定螺钉因为只有 2 枚近侧锁定螺钉并且他们对于保持置入物的位置和近侧固定非常重要，尤其是在置入物没有很好的髓内填充时。一个很好的避免移除螺钉的技术是在最后几圈时回拉钻，这样能够在直视下操作以保证螺钉头紧贴桡骨背侧皮质。

最后通过荧光图像来确认骨折复位完成并且置入物和螺钉都处在合适的位置（图 14.20）。然后，在桡骨茎突的皮质窗上复位骨膜以防止钉子接触周围软组织。采用间距 2.0Vicryl 缝合深层皮下组织，采用 3.0Monocryl 皮下缝合缝合皮肤（图 14.21）。之后使用 Benzoin 和免缝胶带并且患者的手臂固定于暂时的短臂夹板以利于舒适。

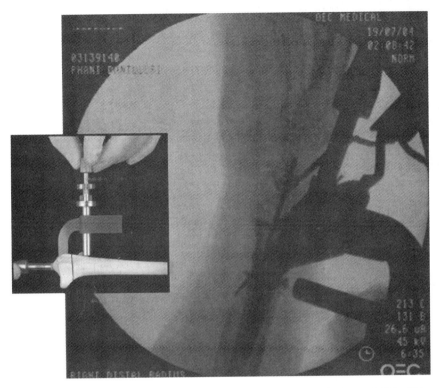

图 14.19　近端锁定插入显示在最后一道螺纹时如何把引导器撤出来直视观察并且避免螺钉剥离。（From Dantu-luri P. Distal Radius Fractures，An Issue of Atlas of the Hand Clinics，November 2006，with permission of Elsevier，Inc.）

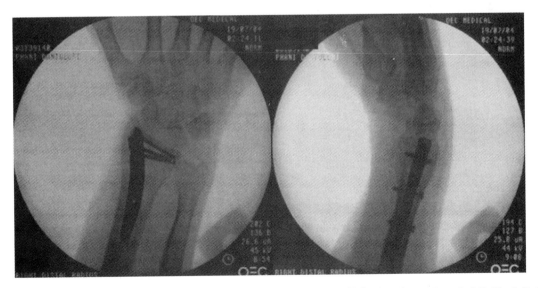

图 14.20　完成桡骨远端骨折髓内固定后显示解剖复位和理想的内置物位置。（From Dantuluri P. Distal Radius Fractures，An Issue of Atlas of the Hand Clinics，November 2006，with permission of Elsevier，Inc.）

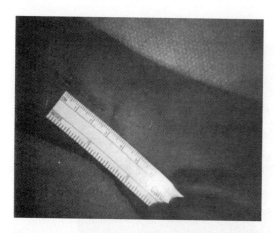

图 14.21 术后关闭伤口显示置钉处 2cm 的切口。(From Dantuluri P. Distal Radius Fractures, An Issue of Atlas of the Hand Clinics, November 2006, with permission of Elsevier, Inc.)

术后处理

为了防止关节的僵硬以及减轻水肿，术后就建议患者立刻进行手指、肘关节和肩关节的运动。一般术后 7 ~ 10d，要对患者进行第一次复诊。在复诊中，为了使患者舒适，给予他们可拆卸的矫形塑胶短臂夹板。同时，对腕部的活动没有任何限制。建议患者接受专业的理疗以促进康复。术后 6 周之内，患者通常要进行一系列的放射学检查以评估骨折愈合情况（图 14.22）。随着装置的发展，出现了长的髓内钉从而可在骨折近端提供更好的固定。三个近端螺钉提供了很好的固定牢靠性防止髓内钉近端的移位（图 14.24 和图 14.25）。意义上最大的进步是可透射定位器的出现，它使得术者能在骨折线处拥有更好的视野，从而进行更准确的复位（图 14.26）。如该 X 线片，应用可透射定位装置后，特别在侧位上，术者可以很清晰地看到桡骨远端从而对桡腕关节以及桡尺关节进行解剖复位。

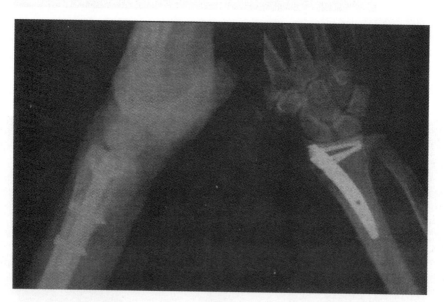

图 14.22 术后早期 X 线片显示，复位保持良好。(From Dantuluri P. Distal Radius Fractures, An Issue of Atlas of the Hand Clinics, November 2006, with permission of Elsevier, Inc.)

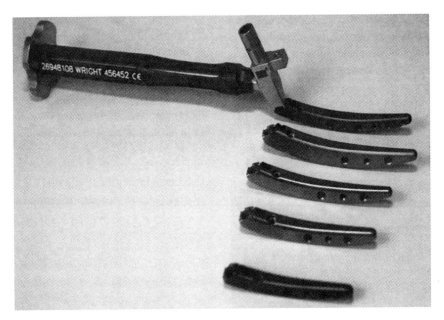

图14.23　髓内固定的新趋势是应用较长的髓内钉以便近端更好地固定。（From Dantuluri P. Distal Radius Fractures, An Issue of Atlas of the Hand Clinics, November 2006, with permission of Elsevier, Inc.）

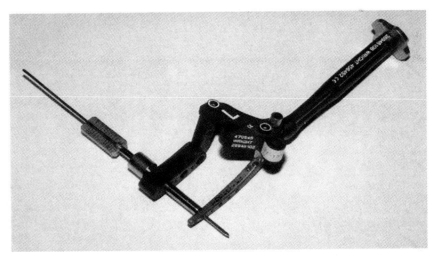

图14.24　通过3个穿过髓内钉的近端螺钉把持住远端桡骨从而提高近端固定的稳定性。（From Dantuluri P. Distal Radius Fractures, An Issue of Atlas of the Hand Clinics, November 2006, with permission of Elsevier, Inc.）

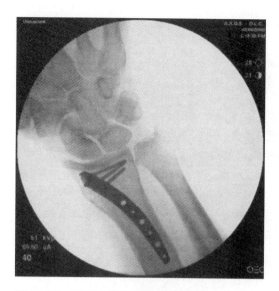

图14.25 图示为较新的髓内钉近端3个螺钉孔的位置。（From Dantuluri P. Distal Radius Fractures, An Issue of Atlas of the Hand Clinics, November 2006, with permission of Elsevier, Inc.）

疗效和并发症

应用髓内钉治疗桡骨远端骨折是可行的，至少在一个短期随访中得到证实。Tan等报道了一个关于用MICRONAIL髓内钉治疗23例桡骨远端粉碎性骨折的前瞻性研究[20]。报道中指出在6个月的随访中，在桡骨远端力学的维持、活动范围以及握力的提高上都有很多好的疗效。用标准化结果工具（DASH）来评估上述疗效时同样得到了很好的结论。治疗中存在一些相对的并发症，包括3个患者的桡侧感觉神经的损伤，3个患者的复位后再次移位，但是这3个患者都是骨节内的复杂骨折，不管应用何种内固定物，不合适的螺钉植入都会导致一些软组织的并发症或者复位的丢失。如果螺钉没有准确地打在

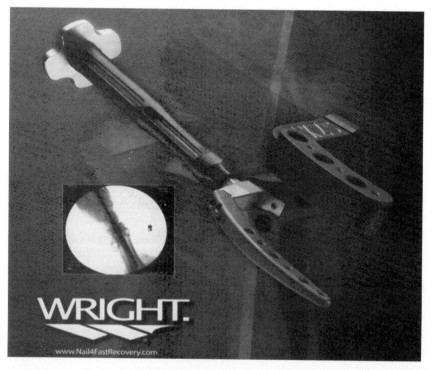

图14.26 可透射定位器的出现，使得术者能在骨折线处拥有更好的视野，从而进行更准确地植入远近螺钉。（From Dantuluri P. Distal Radius Fractures, An Issue of Atlas of the Hand Clinics, November 2006, with permission of Elsevier, Inc.）

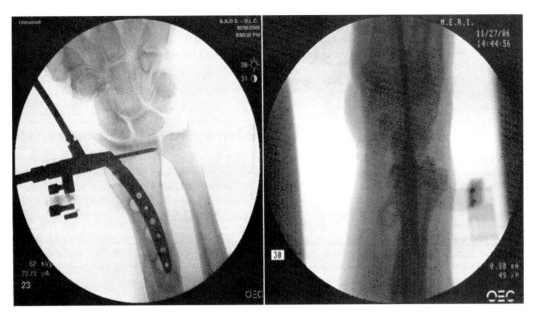

图14.27　图示在可透射定位器下的桡骨远端的成像。在该定位器下可以看到更多桡骨远端的骨性标志，从而进行更准确的复位以及植入螺钉。（From Dantuluri P. Distal Radius Fractures, An Issue of Atlas of the Hand Clinics, November 2006, with permission of Elsevier, Inc.）

桡骨远端关节面下方，有可能导致骨折部位的下沉以及力线的丢失。如果螺钉穿透了桡尺关节或者桡腕关节将会对关节造成不可逆的损伤。通过早期的随访发现，在合适的患者身上用髓内钉治疗桡骨远端骨折不仅可行，而且能获得很好的临床疗效[21]。

结论

　　尽管通过切开复位内固定技术治疗桡骨远端骨折也能获得成功，但它所带来的问题一直存在，包括复位的丢失，钢板的实效，肌腱神经的损伤，以及感染。术中的大切口会导致肌腱以及血管神经组织明显的瘢痕化，从而损伤相应的功能。同时，由于桡骨远端处覆盖的软组织很薄，而且很多肌腱、神经以及血管离桡骨很近，上述解剖特征也容易导致并发症的发生。作为一种治疗桡骨远端骨折的新方法，应用髓内钉外加微创技术旨在降低并发症发生的可能性。通过小心的手术操作以及选择

合适的患者，应用髓内钉治疗桡骨远端骨折可以得到很好的结果。

（许卫国　马剑雄 译　　马信龙 校）

参考文献

1. Simic P, Weiland A. Fractures of the distal aspect of the radius; changes in treatment over the past two decades. *J Bone Joint Surg (Am)* 2003;85:552–564

2. McQuuen MM. Redisplaced unstable fractures of the distal radius. A randomized prospective study of bridging versus non-bridging external fixation. *J Bone Joint Surg* 1998;80B:665–669

3. Knirk JL, Jupiter JB. Intraarticular fractures of the distal end of the radius in young adults. *J Bone Joint Surg* 1986;68:647–659

4. Lafontaine M, Hardy D, Delince P. Stability assessment in distal radius fractures. *Injury* 1989;20:208–210

5. Ruch DS, Papadonikolakis A. Volar versus dorsal plating in the management of intraarticular distal radius fractures. *J Hand Surg (Am)* 2006;31(1):9–16

6. Orbay JL, Fernandez DL. Volar fixed-angle plate fixation for unstable distal radius fractures in the elderly patient. *J Hand Surg* 2004;29:96–102

7. Ring D, Prommersberger K, Jupiter JB. Combined dorsal and volar plate fixation of complex fractures of the distal part of the radius. *J Bone Joint Surg Am*

122 骨科微创手术学·上肢

2004;86:1646–1652

8. Jakob M, Rikli DA, Regazzoni P. Fracture of the distal radius treated by internal fixation and early function. A prospective study of 73 consecutive patients. *J Bone Joint Surg* 2000;82:340–344

9. Rozental TD, Beredjiklian PK, Bozentka DJ. Functional outcome and complications following two types of dorsal plating for unstable fractures of the distal part of the radius. *J Bone Joint Surg Am* 2003; 85:1956–1960

10. Rozental TD, Blazar PE. Functional outcome and complications after volar plating for dorsally displaced, unstable fractures of the distal radius. *J Hand Surg (Am)* 2006;31(3):359–365

11. Tarr RR, Wiss DA. The mechanics and biology of intramedullary fracture fixation. *Clin Orthop Relat Res* 1986;212:10–17

12. Pritchett JW. External fixation or closed medullary pinning for unstable Colles' fractures? *J Bone Joint Surg* 1995;77:267–269

13. Saeki Y, Hashizume H, Nagoshi M, Tanaka H, Inoue H. Mechanical strength of intramedullary pinning and transfragmental Kirschner wire fixation for Colles' fractures. *J Hand Surg (Br)* 2001;26:550–555

14. Sato O, Aoki M, Kawaguchi S, Ishii S, Kondo M. Antegrade intramedullary K-wire fixation for distal radius fractures. *J Hand Surg* 2002;27:707–713

15. Street DM. Intramedullary forearm nailing. *Clin Orthop Relat Res* 1986;212:219–230

16. Van der Reis WL, Otsuka NY, Moroz P, et al. Intramedullary nailing versus plate fixation for unstable forearm fractures in children. *J Pediatr Orthop* 1998;18:9–13

17. Gao H, Luo CF, Zhang CO, Shi HP, Fan CY, Zen BF. Internal fixation of diaphyseal fractures of the forearm by interlocking intramedullary nail: short term result in eighteen patients. *J Orthop Trauma* 2005;19(6): 384–391

18. Sasaki S. Modified Desmanet's intramedullary pinning for fractures of the distal radius. *J Orthop Sci* 2002;7(2):172–181

19. Bennett GL, Leeson MC, Smith BS. Intramedullary fixation of unstable distal radius fractures: a method of fixation allowing early motion. *Orthop Rev* 1989;18(2):210–216

20. Tan V, Capo JT, Warburton M. Distal radius fracture fixation with an intramedullary nail. *Tech Hand Up Extrem Surg* 2005;9(4):195–201

21. Brooks KR, Capo JT, Warburton M, Tan V. Internal fixation of distal radius fractures with novel intramedullary implants. *Clin Orthop Relat Res* 2006 Apr;(445): 42–50

第 15 章

腕骨骨折微创内固定

Louis W. Catalano Ⅲ, Milan M. Patel, and Steven Z. Glickel

对于桡骨远端骨折的治疗有许多方法。闭合复位和经皮穿针仍然是有移位而不稳定的骨折手术治疗的有效并可接受的方法。穿针技术在关节内及关节外骨折中都曾描述过，并且它代表的是一种相对简单、微创、经济有效的治疗方法。由于文献中报导过应用掌骨钢板所带来的并发症，因此穿针技术可能变得更加吸引人。

适应证和禁忌证

手术治疗桡骨远端骨折的目的是为了达到并维持骨折的解剖复位，并使患者的功能尽可能的改善。经皮穿针可用于关节外（AO/ASIF A2 型和 A3 型）和关节内骨折，包括三部分和四部分骨折（AO/ASIF C1 型和C2 型）。穿针技术对骨折是最有效的，它能够通过牵引、巧妙地使破损关节囊韧带修复而达到骨折的闭合复位。经皮穿针术的禁忌证仅（不合并外固定或切开复位或内固定）包括严重的干骺端或关节内粉碎骨折（AO/ASIF C3 型），骨缺损，楔形骨折（AO/ASIF B 型）。这些骨折经经皮穿针固定后会导致复位失败及后期的畸形愈合。

桡骨穿针技术

桡骨远端骨折的几种经皮穿针技术已经在文献中描述。桡骨穿针技术包括单枚或多枚针从桡骨茎突斜行打入（图 15.1a），从桡骨茎突和其尺背侧骨皮质交叉穿针（图 15.1b），从桡骨远端骨折部位穿针撬拨（图 15.1c），以及从桡骨茎突斜行并水平方向穿针（图 15.2）。1907 年 Lambotte[1] 描述了用一枚单独的桡骨茎突穿针作为骨折固定的一种方法，且于 1959 年 Willenegger 和 Guggen-buhl[2] 进一步报道了用这种方法治疗 25 位患者的经验。Stein 和 Katz[3] 于 1975 年，Clancey[4] 于 1984 年描述了桡骨交叉穿针技术，用一枚或多枚针从桡骨茎突同时用另外一枚针从桡骨远端尺背侧处穿入。这种技术稳定了尺背侧的桡骨碎块，提供了正交的穿针布局，显然比在同一侧面穿针更加稳定。Fernandez 和 Geissler[5] 描述了另外一种固定桡骨尺背侧骨块的方法。除了经桡骨茎突的两枚斜行针外，他们从桡骨茎突向尺侧的骨块穿针，将针横向置于软骨下骨，避免进入远侧桡尺关节（DRUJ）。横向的穿针支撑关节内骨折块，防止移位。Kapandji[6] 在 1976 年报导了一种用两枚针在骨折部位撬拨穿针以达到对骨折的复位和支撑固定，并于 1987 年用 3 枚针撬拨穿针对该方法进行了修正[7]。

实际上闭合复位和经皮穿针这些技术，要根据特殊的骨折类型单独的或是联合的应用。在桡骨远端穿针的数量，穿针的大小以及穿针的布局都要与骨折的类型相适应。在一项生物力学的研究中，Naidu 等[8] 演示了用直径至少 0.062 英寸克氏针交叉穿针要比单独经桡骨茎突的两枚平行穿针更坚固。Rogge 等[9] 在他们的研究中用数学和计算机生成的有限元建模技术证实了这一发现。我们的方法和技术将在下文描述。

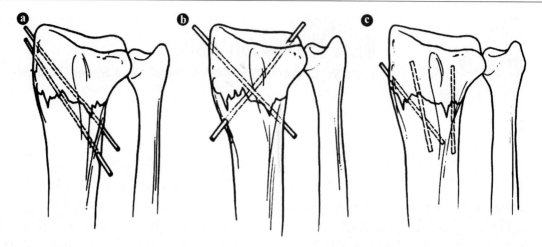

图 15.1　（a）多枚针自桡骨茎突倾斜地穿入。（b）自桡骨茎突和桡骨尺背侧角穿入的交叉克氏针。（c）撬拨穿针进入桡骨远端骨折块。（From Fernandez DL，Jupiter JB. Fracture of the Distal Radius. A Practical Approach to Management，2nd ed.，New York：Springer，2002，p. 153，with kind permission of Springer Science and Business Media.）

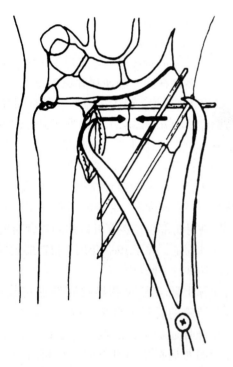

图 15.2　多枚自桡骨茎突倾斜穿针与横向穿针联合固定桡骨尺背侧骨块。软骨下穿针同时能够支撑下陷的月骨窝。通过一个小切口利用骨挟钩，可以使桡骨尺背侧骨块复位。（From Fernandez DL，Jupiter JB. Fracture of the Distal Radius. A Practical Approach to Management，2nd ed.，New York：Springer，2002，p. 153，with kind permission of Springer Science and Business Media.）

将一个充气止血带置于上臂，在已经准备好的手和上肢上覆盖一层弹力织物和一个预制的肢端治疗巾。手术是在一个可透射的手术台上进行的，并且这种手术台包含一个外展支架以实现纵向牵引。我们当前用的是卡特手外科手术台作为牵引装置。食指和中指上的指套和一条可以在外展架滑轮上滑动的金属线连接。根据患者的体型，对手术台上水平放置的上肢提供 5 英镑或 10 英镑重量的纵向牵引（图 15.3）。C 形臂的头和臂以无菌单覆盖。手术区域的 C 形臂可获得桡骨远端的后前位（PA）及侧位图像。在远端骨折块的背侧借助于施加于掌侧的直接压力复位，尽可能恢复长度和掌倾角。通过将腕关节转变为掌屈也能够恢复掌倾角。在远端骨折块桡侧移位的病例中，在桡骨茎突施加向尺侧的直接压力或通过手法推挤使手腕尺偏，能够加速复位。复位过程是在透视下监控的。如果认为复位成功，手术医师则着手进行计划好的经皮穿针固定过程。如果骨折闭合复位失败，将需要切开在复位内固定。

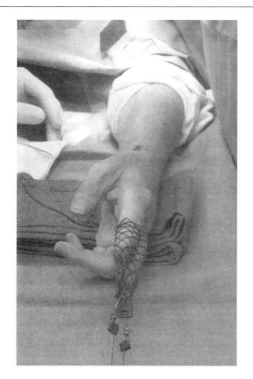

图 15.3 指套被套在示指和中指上。通过指套给予 10b 的牵引，以帮助复位及维持骨折长度。

对于伤后时长 2～3 周的骨折，通过简单巧妙操作及手法施压可能均难以复位（图 15.4）。在那种情况下，一枚撬拨针可以帮助骨折复位。如果是压缩骨折并且远侧关节面背侧成角，那么撬拨针在骨折背侧由近向远成一定角度打入。针的位置可经透视确认，并且通过向远端撬动针和由近向远地改变针的倾斜度，从而将远端骨折块推向远端及掌侧。通常这种方法可以经皮做到。但例外的是一个接近 3 周的骨折已经充分地愈合，以至于直径 0.062 英寸的克氏针已经不能实现使远端骨折块松动的目的。在那种情况下，可以用一把小的弗里尔起子经皮撬拨（图15.5a，b）。打断愈合骨痂后，将一枚撬拨针从背侧至掌侧打入进行骨折复位。

一种类似的撬拨方法可以用来恢复桡骨倾斜角度的缺失。这需要在直视下完成，以避免损伤桡神经浅支和第一伸肌鞘管内的肌腱。一枚直径 0.062 英寸的克氏针由远及近

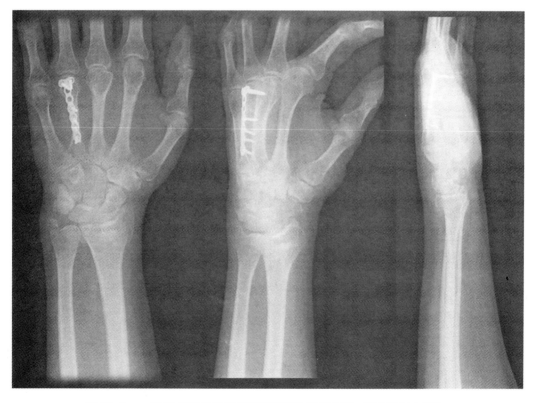

图 15.4 一例 50 岁男性患者桡骨远端移位骨折 3 周，适合微创内固定。

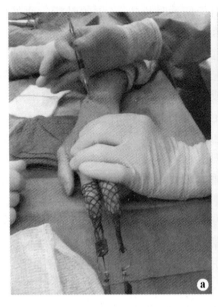
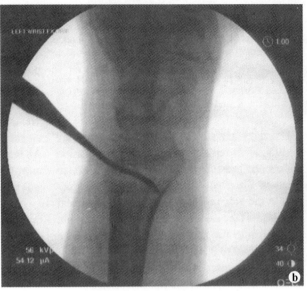

图15.5 **（a，b）** 一把小起子从戳口进入骨折处帮助恢复桡骨远端正常的掌倾角。

成一角度从骨折处置入。针向远端撬拨，将骨折块推向远端同时转向尺侧。当认为复位满意时，用之前描述的技术完成经皮穿针固定。手术医师可以选择将撬拨针留在恰当的位置，或者是向近端穿出桡骨尺侧骨皮质使针尾留于骨折近端。这枚撬拨克氏针用来防止桡骨倾斜角度的缺失，从而避免给患者带来担心外观的烦恼。

我们倾向自桡骨茎突置入2～3枚克氏针的方法。针的直径为0.062英寸。为了避免损伤桡神经浅支和第一腕背鞘管内的肌腱，我们选择在直视下穿针。自桡骨茎突一点向远端延长设计一个1.5cm长的纵行切口（图15.6）。找到桡神经浅支并牵开。针通常刚好于第一伸肌间隔背侧打入，但是也会依据骨折类型及神经的位置从掌侧打入。在开始穿针时，由于施加于远端骨折块人工压力的暂时下降往往会导致骨折复位的欠佳。因此第一枚针仅置于远端骨折块中，暂不穿过骨折线。为了避免将邻近的软组织结构一并卷入，需要在软组织保护装置下穿针。第一枚针自桡骨茎突这点开始，以一个适当的小角度倾斜地直接进入，跨越骨折线，衔接桡骨近端尺侧皮质，从而达到整复骨折的目的。当用钻将克氏针打入

远端骨折块时，将骨折重新复位并于后前、侧位透视下确认复位效果。当骨折达到解剖复位，克氏针通过桡骨远侧的干骺端，穿过骨折线，至近端尺侧皮质。

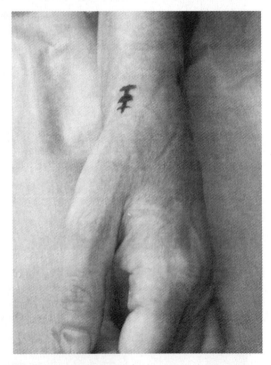

图15.6 通过切口确认桡神经浅支，且于桡骨茎突标示出第一背侧鞘管。

固定后拍片确认（图 15.7a，b）。通常第二枚直径 0.062 英寸克氏针与上一枚针相比，从一个稍微更靠近端的进针点，以一个略微不同的角度置入，使针在髓腔内走向更加偏背或偏掌或更靠近端（图 15.8a，b）。复位及固定仍需在影像增强器下确认。

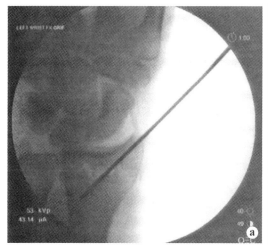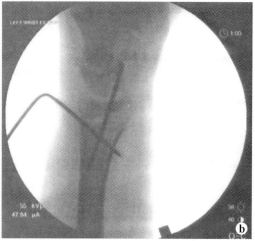

图 15.7　（a）一枚直径 0.062 英寸克氏针自桡骨茎突倾斜打入并跨越骨折处。（b）第二枚克氏针作为撬拨针打入以维持掌倾角。

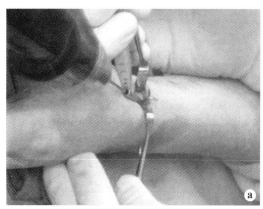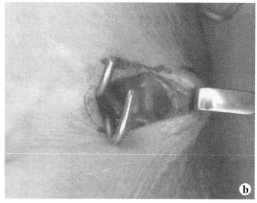

图 15.8　（a）第二枚斜行针以一个略微不同的角度自桡骨茎突打入，用一个软组织保护器以防止卷入邻近组织。（b）桡骨茎突切口内的斜向克氏针、邻近的浅表静脉及桡神经浅支。

对于两部分骨折，另外一组针与桡骨茎突处穿针呈正交叉的置入。一般来说，我们从桡骨远端背侧缘刚好在 Lister 结节远端穿针。进针的位置应该位于 Lister 结节远端或是稍微偏桡侧一点。如果从尺侧进针将会冒着束缚或损伤拇长伸肌（EPL）腱的风险。摆放腕部的位置以观察其侧位像，此时确定桡骨背侧缘的进针点（图 15.9）。作者发现手工地插入克氏针并感觉致密、坚固的桡骨远端背侧缘更加容易。从桡骨背侧缘的密质骨进针比近侧的干骺端区域是很重要的，因干骺端骨皮质更薄且可能致粉碎骨折。克氏针跨越骨折线从背侧向掌侧呈一角度打入，连接桡骨近端掌侧皮质。在一些患者身上，第二枚针自第一枚针近端直接地以略微不同的角度，用类似的方法打入以加强固定。

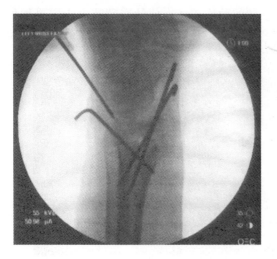

图 15.9 一枚直径 0.062 英寸的正交克氏针自桡骨背侧缘密质骨, 刚好于 Lister 结节远端打入。

这种基本穿针技术的一些修正方法被用来帮助特殊类型骨折复位, 或者是为三部分骨折的尺侧骨折块提供固定。如果骨折是三部分的并且伴月骨窝处任何形状的下沉而产生的台阶, 同样可以经皮解决。如果月骨窝处的骨块向近端移位, 用之前描述的在骨折背侧经皮打入撬拨针的方法可以将骨块推向远端。把针从近端向远端折弯, 通过由近到远的在一个弧形范围推动针, 将骨块向远端推进。用两种方法之一可以完成对月骨窝处骨块的固定。通过从桡骨茎突打入两枚横向的针, 穿过桡骨远端干骺端, 即刚好位于软骨下骨近端, 能够防止骨折向近端下沉 (见图 15.2)。一枚针从掌侧, 另一枚针从背侧打入穿过桡骨远端。要在桡骨尺切迹区域克氏针针尖打入以连接桡骨尺侧骨皮质, 但针不能穿透骨皮质进入远侧桡尺关节。固定月骨窝骨折块一个可选择的方法是自桡骨远端背尺侧角经皮穿针, 以一定的倾斜角从背侧向掌侧方向打入, 连接近端掌侧骨皮质和骨折线。一般来说, 这枚针是从第四与第五伸肌鞘管之间进入, 且在进针之前进针

点要在透视下确认。

当桡骨远端骨折达稳定时, 检查远侧桡尺关节并评价其稳定性 (图 15.10)。如果关节不稳定且没有尺骨茎突骨折, 则在关节近端用两枚直径 0.062 英寸克氏针从尺侧向桡侧横向打入, 以固定远侧桡尺关节。如果尺骨茎突在其基底部骨折, 则考虑用一张力带结构固定骨折。

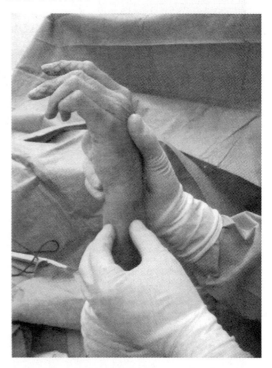

图 15.10 当桡骨固定结束, 检查远侧桡尺关节的稳定性。

在至少两个平面的透视图像下评估复位和固定的效果 (图 15.11a, b)。克氏针被留在皮外并用老虎钳折弯以免移动。桡骨茎突处的针可能要通过切口留在皮外。如果克氏针将皮肤顶起, 既可以通过增加一个切口来放松皮肤, 也可以在针折弯之前将其剪断并穿过邻近切口的皮肤以避免扩大切口。桡骨茎突处切口用可吸收缝线间断缝合从而免去了拆线过程。

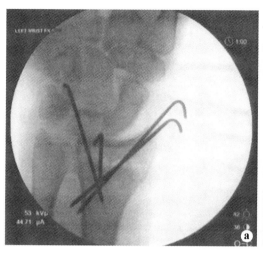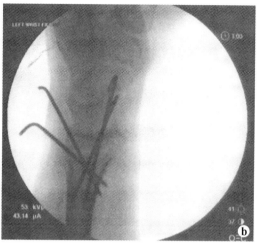

图 15.11　（a, b）在剪断克氏针、折弯并置于皮外后，最终的术后放射透视片。

术后护理与康复

在术后最初的两周骨折通常以糖钳夹板固定。我们的体会是：固定前臂两周对克氏针周围皮肤的愈合是有帮助的。这可以防止针对局部皮肤的刺激。又或，腕部也可以用掌背侧夹板固定。夹板用科班（3M 公司，圣保罗，明尼苏达州）或另一种无张力的自粘绷带缚牢（图 15.12）。在完成最初两周的固定后，患者于门诊复查拍后续的 X 线片。如果术中确认远侧桡尺关节稳定则用一短臂模具固定腕部，或术中发现远侧桡尺关节不稳且需要术中固定则用一长臂模具固定腕部。此后患者需每隔两周复查，以获得新的 X 线片。仅仅当患者有主诉或考虑针孔感染及克氏针移位时，才可以摘除模具检查针位。术后全程固定一般持续 5 ~ 6 周时间。我们从来不会对桡骨远端骨折固定超过 6 周。到一定时间去除模具。如果骨折处无痛且 X 线片上确认骨折维持复位并愈合，则拔除克氏针。将患者移交给康复医师，佩戴一个预制的腕休息位夹板 2 周，用来在终止固定后对腕关节起到一定的支撑和保护作用。患者可以摘掉夹板来进行运动锻炼和瘢痕按摩。患者在去除模具之后，通常能在 4 ~ 6 周内恢复其活

动范围。在停止固定后的两周，可以开始用腻子和手握力练习器进行轻柔的巩固练习。一个月后，开始用 1 ~ 3 磅的哑铃进行轻度的抗阻力练习，并根据患者的耐受力不断提高强度。在骨折后 3 个月，患者能够恢复所有活动（见图 15.13a-c）。

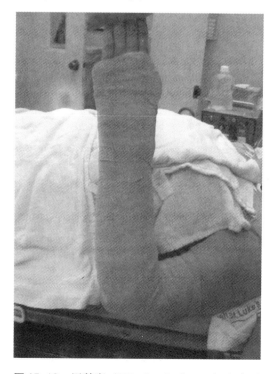

图 15.12　用科班（3M, St. Paul, MN）包裹石膏糖钳夹板完成最后的包扎。

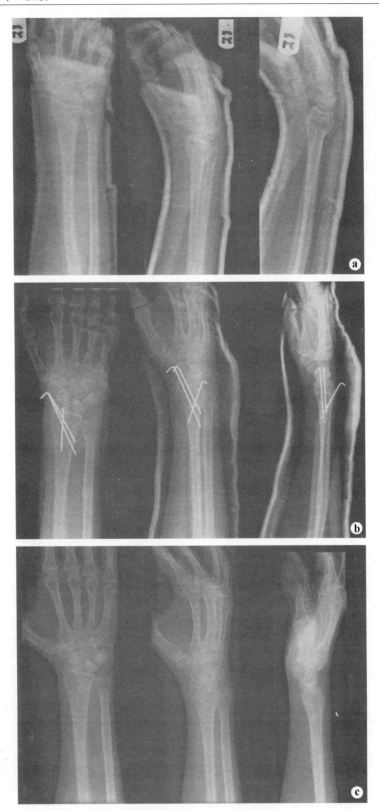

图15.13 （a）一例46岁男性患者桡骨远端不稳定骨折的术前放射图像。（b）桡骨远端微创固定后的放射图像。（c）伤后8周骨折最后愈合后的放射图像。

结果和并发症

几个最近的前瞻性研究演示了：当针以正交叉的结构完成闭合复位及经皮穿针后的效果[10,11]。以往的随访研究显示了不同的结果，并且报道了数例骨折单纯经桡骨茎突穿针固定时复位不佳[12-14]。

在一组 100 位患者的前瞻性随机研究中，Strohm 等[15] 比较了桡骨远端骨折穿针固定的两个不同的手术过程。一种穿针过程是像 Willenegger 和 Guggenbuhl[2] 描述的那样，于桡骨茎突插入两枚克氏针的方法。与之相对比的技术是像 Fritz 等[16] 描述的一种修正的 Kapandji 法，它是用两枚背侧撬拨针和一枚桡骨茎突针。他们发现经撬拨穿针的患者，在功能和放射图片上取得了显著的更好的疗效，并且把部分原因归于此类患者有相对更短的固定时间。两组之间的并发症并没有显著的差异。一共有 12 例患者有神经刺激症状，在拔除克氏针后消失。两组中有 8 例患者发生克氏针移位，但没有 1 例患者发生肌腱损伤或断裂。每组中各有 1 例患者并发有腕管综合征，各有 1 例并发有反射性交感神经营养不良（RSD）。

基于对骨折固定后长期随访结果的报告，与合适的掌侧钢板固定技术相比，桡骨远端的微创固定技术可能会成为更加理想的选择。Rozental 和 Blazar[17] 报道了 41 例行掌侧钢板固定的患者，并完成了至少 12 个月的随访。虽然所有患者都获得了优良的结果，但还是有 22% 的并发症率，其中有 7% 为金属相关性肌腱刺激症状。两位患者拇长屈肌腱在钢板处有症状性的半脱位，一位患者经历了因突出的螺钉引起的腕背肿胀和刺激症状。每个患者在钢板取出后症状都有所改善。

以我们的经验，我们对闭合复位和经皮穿针治疗桡骨远端不稳定骨折已经非常满意。其并发症比较罕见，包括克氏针牵拉刺激，浅表的感染，复位不佳及桡神经浅支刺激症状。幸运地，桡神经浅支刺激症状已经被最小化并且会随克氏针的拔除而消失，我们认为这与穿针过程中神经的可视化密切相关。这也是作者的看法：随着长期随访结果的被回顾，更多的掌侧钢板的并发症将会被报导，如掌侧皮神经损伤，拇长屈肌和拇长伸肌肌腱断裂等。

结论

闭合复位和经皮穿针对治疗桡骨远端移位和不稳定骨折是一种很有价值的方法。这种方法相对简单，微创并且可靠。当手术在合理的适应证和符合生物力学的克氏针布局下进行时，通常能够获得优良的结果。包括针道感染和皮肤刺激在内的并发症的发生率低，并且容易控制。这些问题通过口服抗生素或拔除克氏针可以有效地解决。桡神经浅支损伤也是一个被报导的常见并发症，其能够通过神经的直接可视化而避免。

（张建兵 徐建华 译　阚世廉 李世民 校）

参考文献

1. Lambotte A. *L'Intervention opératoire dans les fractures récentes et anciennes.* Paris: A. Maloine; 1907
2. Willenegger H, Guggenbuhl A. [Operative treatment of certain cases of distal radius fracture.]. *Helv Chir Acta.* 1959;26(2):81–94
3. Stein AH, Jr., Katz SF. Stabilization of comminuted fractures of the distal inch of the radius: percutaneous pinning. *Clin Orthop Relat Res.* May 1975;(108): 174–181
4. Clancey GJ. Percutaneous Kirschner-wire fixation of Colles fractures. A prospective study of thirty cases. *J Bone Joint Surg Am.* 1984;66(7):1008–1014
5. Fernandez DL, Geissler WB. Treatment of displaced articular fractures of the radius. *J Hand Surg (Am).* 1991;16(3):375–384
6. Kapandji A. [Internal fixation by double intrafocal plate. Functional treatment of non articular fractures

of the lower end of the radius (author's transl)]. *Ann Chir*. 1976;30(11–12):903–908

7. Kapandji A. [Intra-focal pinning of fractures of the distal end of the radius 10 years later]. *Ann Chir Main*. 1987;6(1):57–63

8. Naidu SH, Capo JT, Moulton M, Ciccone W, II, Radin A. Percutaneous pinning of distal radius fractures: a biomechanical study. *J Hand Surg (Am)*. 1997;22(2):252–257

9. Rogge RD, Adams BD, Goel VK. An analysis of bone stresses and fixation stability using a finite element model of simulated distal radius fractures. *J Hand Surg (Am)*. 2002;27(1):86–92

10. Harley BJ, Scharfenberger A, Beaupre LA, Jomha N, Weber DW. Augmented external fixation versus percutaneous pinning and casting for unstable fractures of the distal radius – a prospective randomized trial. *J Hand Surg (Am)*. 2004;29(5):815–824

11. Ludvigsen TC, Johansen S, Svenningsen S, Saetermo R. External fixation versus percutaneous pinning for unstable Colles' fracture. Equal outcome in a randomized study of 60 patients. *Acta Orthop Scand*. 1997;68(3):255–258

12. Habernek H, Weinstabl R, Fialka C, Schmid L. Unstable distal radius fractures treated by modified Kirschner wire pinning: anatomic considerations, technique, and results. *J Trauma*. 1994;36(1):83–88

13. Mah ET, Atkinson RN. Percutaneous Kirschner wire stabilisation following closed reduction of Colles' fractures. *J Hand Surg (Br)*. 1992;17(1):55–62

14. Munson GO, Gainor BJ. Percutaneous pinning of distal radius fractures. *J Trauma*. 1981;21(12):1032–1035

15. Strohm PC, Muller CA, Boll T, Pfister U. Two procedures for Kirschner wire osteosynthesis of distal radial fractures. A randomized trial. *J Bone Joint Surg Am*. 2004;86-A(12):2621–2628

16. Fritz T, Wersching D, Klavora R, Krieglstein C, Friedl W. Combined Kirschner wire fixation in the treatment of Colles fracture. A prospective, controlled trial. *Arch Orthop Trauma Surg*. 1999;119(3–4):171–178

17. Rozental TD, Blazar PE. Functional outcome and complications after volar plating for dorsally displaced, unstable fractures of the distal radius. *J Hand Surg (Am)*. 2006;31(3):359–365

第 *16* 章

内窥镜及微创松解腕管和扳机指鞘管

Mordechai Vigler, and Steve K. Lee

腕管松解术的微创治疗

腕管综合征是最常见的周围神经卡压综合征[1,2]，发病率可高达 10%[3]。其发生的病理生理学基础是由于正中神经于腕管内受压所致[4,5]。当保守治疗无效时，需手术治疗。手术目的是通过切断腕横韧带以解除正中神经所受压迫。

可以采用切开手术或内窥镜下切断腕横韧带。Phalen 等[6,7]提出的手术切开松解腕管是目前治疗腕管松解术的金标准，术中通过掌侧纵向切口入路，在直视下安全地切开掌侧筋膜，显露并纵向切开腕横韧带，保护其深部的正中神经。

手术最常见的术后合并症是疼痛性或增生性瘢痕及柱状疼痛（手掌大、小鱼际处疼痛）[8,9]。为了减少这些术后合并症，掌侧小切口入路及内窥镜技术近年来有了较快发展，相较于传统手术方法对周围组织的广泛切开、显露，这些技术造成的损伤更轻微[10,11]。掌侧小切口入路可减轻术后柱状疼痛，患者可早日返回工作岗位[12,13]。相关研究表明，与传统手术相比，内窥镜下腕管松解术（ECTR）后患者的抓握力量及功能恢复更快，重返工作岗位更早，瘢痕疼痛也较少[14-18]。

本章主要介绍小切口腕管松解术及单入口和双入口两种内窥镜下腕管松解术。

小切口腕管松解术

用安全剪行腕管松解术

适应证

腕管综合征患者接受 2~3 个月的保守治疗无效，可考虑手术治疗。微创手术行腕管松解术的手术禁忌证包括患者合并腕管内肿物，既往腕部骨折、脱位或其他损伤致腕管形态结构改变。手术相对禁忌证是患者同时需要行屈肌腱滑膜切除术。

手术方法

在局部神经阻滞麻醉下，随后在上臂上气性止血带。手术切口位于大鱼际肌的远界与环指桡侧缘延长线的交界处。第一条标识线为环指桡侧缘延长线，并经过腕横韧带掌侧，第二条标识线为大鱼际肌远界的体表投影线，两线交点即为腕横韧带的远侧缘（图16.1）。手术切口长约 1.5cm，大致被大鱼际肌远界延长线通过其中远 1/3 处。

术中使用一种弹性牵开器（Holtzheimer or Biomet CTR retractor）。它同时配有一纵向牵开钩，将软组织向近侧牵开，显露腕横韧带远侧缘。掌浅弓通常很容易显露并加以保护。在直视下将腕横韧带远侧纵向切开 1.5cm（图 16.2）。至此，腕管内结构被显露出来并得以保护。

我们通常使用 3 种器械以帮助分离腕横韧带的粘连组织。其一是一种单翼剥离器，

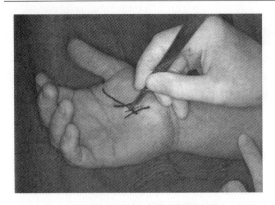

图16.1 手术切口标示线。手术切口位于大鱼际肌环指桡侧缘的轴线上，大鱼际纹经过其中远端 1/3 处。（Courtesy of James W. Strickland, MD, Carmel, IN, with permission）

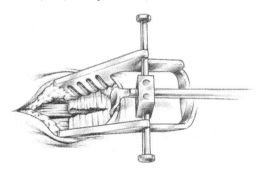

图16.2 直视下切开腕横韧带远端 1.5cm，图示为特制的三向牵开器，便于术野显露。（Courtesy of Biomet Orthopedics Inc., Warsaw, IN, with permission）

呈桨状，前端光滑（图 16.3）。它可剥离腕横韧带与腕管内容物间的粘连，建立通道。

剥离器于腕横韧带远端 1.5cm 切开处，紧贴腕横韧带深面由远至近置入。手术操作尽量于腕管尺侧进行，以免损伤桡侧的正中神经。

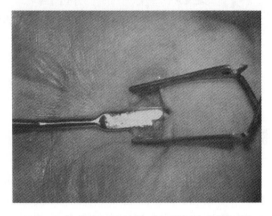

图16.3 前端园钝的单翼剥离器紧贴腕横韧带下方置入。（Courtesy of James W. Strickland, MD, Carmel, IN, with permission.）

腕管内通道建立后，再使用双翼剥离器，它呈 U 形，下翼长而圆钝，上翼短而锐利（图 16.4a），这有助于剥离腕横韧带浅面的致密筋膜组织。双翼剥离器的翼间宽 3mm，与腕横韧带远 1/3 的厚度一致，将其由远及近置入后，使其骑跨于腕横韧带之上。术中在直视下将双翼剥离器经腕横韧带远侧切口置入，下翼经单翼剥离器形成的通道紧贴腕横韧带深面，锐利的上翼则于腕横韧带掌侧剥离，形成一条新的通道。双翼剥离器由远及近置入，直至其 U 形臂抵于腕横韧带（图 16.4b）。

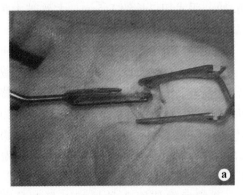

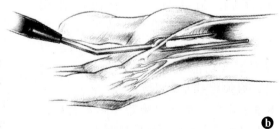

图16.4 （a）双翼剥离器配有一长而圆钝的下翼，及一短而锐利的上翼。（Courtesy of James W. Strickland, MD, Carmel, IN, with permission.）（b）利用双翼剥离器剥离腕横韧带掌侧的致密组织，形成一通路，直至双翼剥离器完全置入。（Courtesy of Biomet Orthopedics Inc., Warsaw, IN, with permission.）

然后我们使用一种长双翼剥离器，它有较长而圆钝的上、下双翼（图 16.5a）。由于前端圆钝，因此不会损伤周围组织（上一种双翼剥离器与其相比则双翼较短，且上翼前端较锐利）。长双翼剥离器仍经腕横韧带的 V 形切口，紧贴腕横韧带的深、浅面的通路置入，骑跨在腕横韧带之上。长双翼剥离器由远及近置入，直至其 U 形臂抵于腕横韧带（见图 16.5a）。再次强调其置入通路应偏腕管尺侧。所以器械术中使用前应以生理盐水润滑，以便于其在组织间滑动。如置入过程中遇到阻碍，可适当调整其方向，以确保安全剪刀的置入。

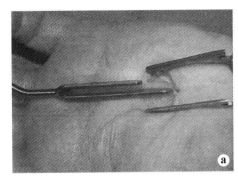
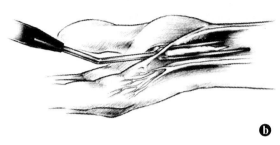

图 16.5　（a）长双翼剥离器的上下两翼前端均圆钝。（Courtesy of James W. Strickland，MD，Carmel，IN，with permission.）（b）长双翼剥离器完全置入，骑跨在腕横韧带上。（Courtesy of Biomet Orthopedics Inc.，Warsaw，IN，with permission.）

安全剪刀独特的设计可避免损伤腕横韧带的深、浅面的组织。剪刀下翼与长双翼剥离器的下翼长度一致，上翼远端向下翼合拢（图 16.6a），上、下翼封闭的长度为 3.5cm，这可将腕横韧带完全包绕。在安全剪刀使用之前，于双翼之间插入一细芯，将双翼

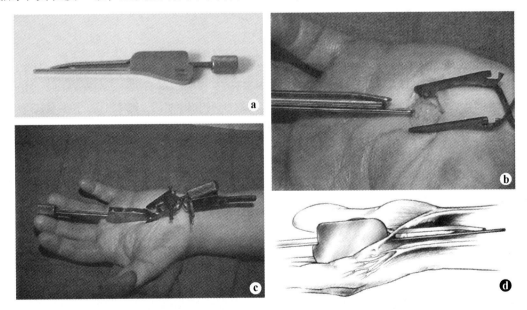

图 16.6　（a）安全剪刀中间有一可抽出的细芯，并有一与其匹配的特制刀刃。（Courtesy of Biomet Orthopedics Inc.，Warsaw，IN，with permission.）（b）带有细芯的安全剪刀由远及近插入，骑跨在腕横韧带上。（Courtesy of James W. Strickland，MD，Carmel，IN，with permission.）（c）当安全剪刀完全插入，其细芯被自动顶出。（Courtesy of James W. Strickland，MD，Carmel，IN，with permission.）（d）安全剪刀完全置入，腕横韧带位于其上下翼之间。（Courtesy of Biomet Orthopedics Inc.，Warsaw，IN，with permission.）

撑开 3mm（图 16.6b），这有助于安全剪刀经腕横韧带深、浅面的通道置入。随着安全剪刀由远及近插入，细芯自动被腕横韧带顶出，而双翼则逐渐合拢（图 16.6c）。完全置入后，安全剪刀的双翼将腕横韧带完全包裹，并将周围组织分隔开，以免损伤（图 16.6d）。

当安全剪刀完全骑跨、包绕腕横韧带后，将特制的刀刃经双翼之间由远及近插入（图 16.7a），随着刀刃推入，腕横韧带可被切断，周围组织由于双翼的保护而不会损伤。将刀刃完全推入至双翼卡合处（图 16.7 b，c），腕横韧带已被完全切断，此时可抽出刀刃，并将安全剪刀取出。

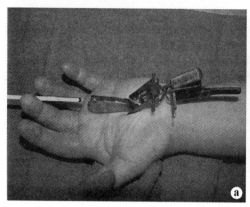
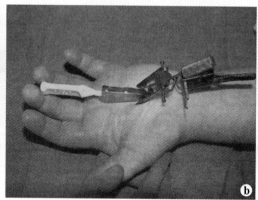
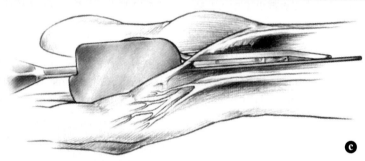

图 16.7　（a）将特制的刀刃于安全剪刀双翼间置入。（Courtesy of James W. Strickland，MD，Carmel，IN，with permission.）（b）由远及近推入刀刃，直至安全剪刀双翼卡合处。（Courtesy of James W. Strickland，MD，Carmel，IN，with permission.）（c）刀刃完全置入安全剪刀，双翼可保护周围组织，避免损伤，而腕横韧带已被切断。（Courtesy of Biomet Orthopedics Inc.，Warsaw，IN，with permission.）

术中应将腕横韧带周围软组织向近侧牵开，以确定腕横韧带完全松解。

内窥镜下腕管松解术

Oksuto 等于 1989 年开展内窥镜下腕管松解术后[19,20]，由于理论上其能避免传统术式中掌侧较大切口及掌侧筋膜的剥离，该方法已被认为是传统切开手术的替代方案。内窥镜下腕管松解术有两种基本的操作技术：单入口技术和双入口技术[11,14,21-26]。由于腕横韧带较厚，这两种技术分别通过腕管的近侧入口及腕管远近侧双入口实施。内窥镜可直视腕横韧带深面并将其锐形切开，而不会损失其浅面的掌侧皮肤、皮下脂肪、掌腱膜及掌短肌等组织。

内窥镜下腕管松解术的基本原则也是它的最大优势在于可直视下切开腕横韧带，而对其他组织则操作困难。内窥镜并不是为探查腕管内容物而设计，因此术前应仔细评估，以排除合并腕管内组织病变需要手术治疗的患者。类风湿性滑膜炎、骨折、骨不连、先天性钩骨钩畸形、钙化性肌腱炎、痛风等患者不适于施行内窥镜下腕管松解术。

刚开始开展内窥镜下腕管松解术是非常困难的，手术医师应先到正规的培训机构接受相关培训[28]。手术过程若不顺利，如遇到视野不充分，或组织剥离困难等情况，应及时放弃内窥镜操作，而改行传统的手术切开松解腕管。

内窥镜下腕管松解术（双入口技术）

Chow 于 1989 年提出了双入口内窥镜下腕管松解技术，随后于 1990 年报道了临床应用结果[10,14]。Chow 利用穿过屈指肌腱滑囊的套管来实施内窥镜下腕管松解术，随后出现了各种 Chow 改良技术及屈指肌腱滑囊外操作技术。Nagle 等[29]在对比后认为经屈指肌腱滑囊外内窥镜下腕管松解术较传统的手术切开腕横韧带松解术术后引发的合并症更多，其他学者也多推崇屈指肌腱滑囊外内窥镜下腕管松解技术[30]。

手术操作：双入口内窥镜下腕横韧带松解技术

术前应确定患侧腕关节及手指可过伸，以便于手术操作顺利实施[31]。手术在全麻或局部神经阻滞麻醉下进行，术前准备与传统手术一致。上臂备气性止血带，术前以无菌标记笔标识内窥镜入口与出口。

内窥镜入口

尺侧腕屈肌与远侧腕横纹交界处可触及豌豆骨。于豌豆骨近端向桡侧画一 1~1.5cm 长的水平线。第二条线与其延续，并向近端垂直走行，长约 0.5cm。于其终点处画第三条向桡侧的垂线，长约 1cm，此即内窥镜入口切口线，恰好位于掌长肌腱（如无缺失）的尺侧缘（大致在近侧腕横纹处）（图 16.8）。根据患手的大

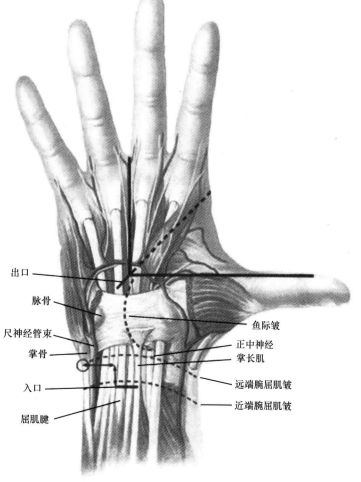

图 16.8　双入口内窥镜下腕管松解术的入口与出口。(Courtesy of Smith & Nephew, Andover, MA, with permission.)

出口
脉骨
尺神经管束
掌骨
入口
屈肌腱

鱼际皱
正中神经
掌长肌
远端腕屈肌皱
近端腕屈肌皱

内窥镜出口

患侧拇指置于充分水平外展位，作拇指掌侧缘延长线通过掌心，另于中环指间作一垂线与其相交，前二条垂线围成的直角平分线经其相交点的反向延长线作第三条线，长约1cm，即内窥镜出口标识线（见图16.8）。同样，根据患者手的大小，以上数值可有轻微的调整。

找到手术切口并置入套管：于入口标识线处作1cm横行切口，切开皮肤。钝性分离皮下组织至前臂筋膜（图16.9a），置入拉钩。

术中注意避免损伤皮下的静脉血管。再横行切开前臂筋膜，置入板钩将筋膜向远侧拉开（图16.9b），则腕管的近侧入口得以显露。于屈指肌腱滑膜囊外紧贴腕横韧带深面插入一个弧形剥离器（图16.10a），剥离器应能穿过腕管，抵于出口线处，否则即可能为误入Guyon管。屈指肌腱滑膜囊通常与腕横韧带有一定粘连，可利用弧形剥离器钝性剥离，彻底松解滑膜囊与腕横韧带及前臂筋膜的粘连，直至剥离器可紧贴腕横韧带顺利滑动，此时会有一种在"搓衣板"上滑动的感觉。

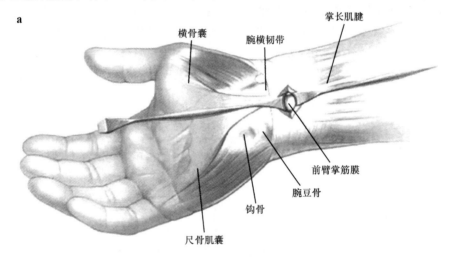

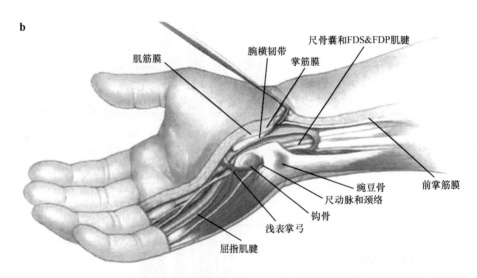

图16.9 （a）关节镜进口切口，皮下组织已被切开。（b）以板钩将掌侧筋膜向远侧牵开。（Courtesy of Smith & Nephew, Andover, MA, with permission.）

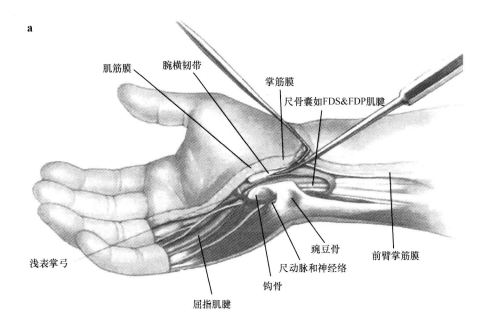

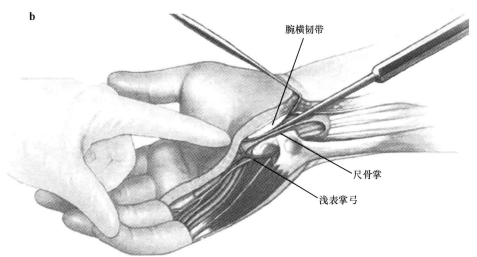

图 16.10 （a）弧形剥离器经腕横韧带与腕管内屈肌腱滑囊之间穿入腕管。（Courtesy of Smith & Nephew，Andover，MA，with permission. ）（b）弧形剥离器顶端于腕横韧带远侧潜出，可经皮触及。（Courtesy of Smith & Nephew，Andover，MA，with permission. ）

　　弧形剥离器于腕横韧带远端浅出，并可于出口标识线附近经皮肤触及（图 16.10b）。将弧形剥离器退出，于原通道插入开槽套管装置。开槽套管装置经腕横韧带深面，贴钩骨钩的桡侧穿过腕管，置于腕管尺侧（图 16.11）。

　　保持腕关节和手指过伸，将患手与开槽套管装置呈一体移于手部托架上。患手过伸位固定于手部托架后，开槽套管装置沿环指桡侧缘轴线穿过腕横韧带深面，直至出口标识线附近经皮肤触及（图 16.12）。关节过伸形成的张力及开槽套管的压迫，使腕管内组织远离腕横韧带。

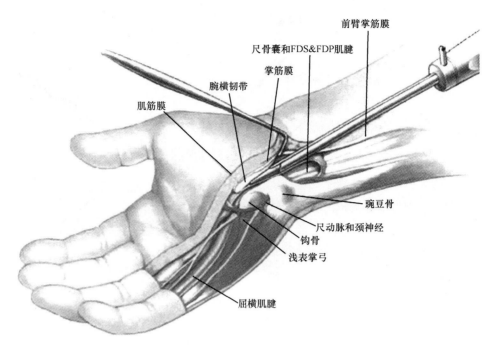

前臂掌筋膜

尺骨囊和FDS&FDP肌腱

掌筋膜

腕横韧带

肌筋膜

豌豆骨

尺动脉和颈神经

钩骨

浅表掌弓

屈横肌腱

图16.11 利用弧形剥离器于腕横韧带与屈肌腱滑囊间剥离通道，置入开槽套管系统，后者位于钩骨钩的桡侧，与环指桡侧缘一致。（Courtesy of Smith & Nephew, Andover, MA, with permission.）

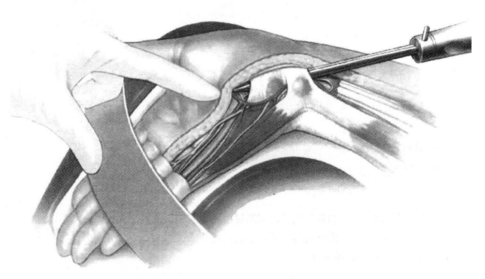

图16.12 患侧腕关节与手呈过伸位固定于手托架上，开槽套管系统沿环指桡侧缘轴线紧贴腕横韧带深面置入腕管，其顶端可于出口标识线处经皮触及。（Courtesy of Smith & Nephew, Andover, MA, with permission.）

置管时应避免开槽套管装置置入过深、过远。当其远端滑过腕横韧带远端时，它就会穿入皮下组织内，经皮触摸到开槽套管装置顶端后，切开皮肤，切口应表浅，不要深入皮下组织。开槽套管装置的顶端经掌浅弓的近侧穿出，利用拱形抑制器压迫、保护掌侧皮肤及软组织，开槽套管装置顶端穿入拱形抑制器（图16.13a）。

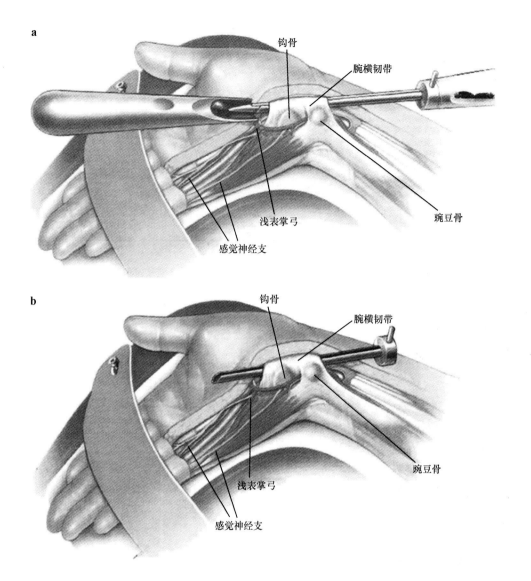

图 16.13　(a) 利用拱形抑制器将出口处之掌侧皮肤及软组织下压, 开槽套管系统顶端插入拱形抑制器中。(b) 开槽套管系统的正确位置: 于掌浅弓及正中神经分支浅层, 紧贴腕横韧带深面置入。(Courtesy of Smith & Nephew, Andover, MA, with permission.)

抽出开槽套管装置内套针。如置入正确, 开槽套管装置应紧贴腕横韧带深面, 而于掌浅弓及正中神经浅面穿出 (图 16.13b)。开槽套管装置的槽窗可提供一个安全的操作区以处理腕横韧带, 而套管则保护腕管内重要组织, 如正中神经和屈肌腱等免于损伤 (图 16.14)。

观察腕横韧带

于近侧入口置入内窥镜。经开槽套管装置槽窗常见一层薄膜组织, 可于开槽套管装置远侧口插入探针, 经槽窗剥离薄膜。

此时可清晰显露腕横韧带横行走行的纤维结构。有时于槽窗桡侧可见一白色纵行结构, 肿胀感, 这可能是正中神经尺侧缘或屈指肌有腱滑膜, 应避免损伤。

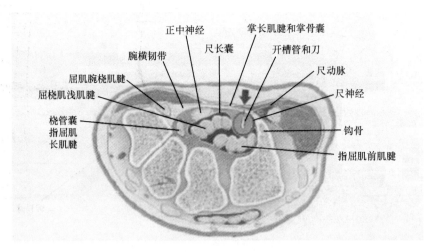

图 16.14 经腕关节的横截面图。图示开槽套管系统及切刀置入腕管的位置，箭头示腕横韧带的松解部位，套管可保护腕管内组织免受损伤。(Courtesy of Smith & Nephew, Andover, MA, with permission.)

上述操作由远及近进行，显露完整的腕横韧带。腕横韧带与开槽套管装置之间不应有其他组织填塞。如果腕横韧带显露困难，应抽出内窥镜，以弧形剥离器重新剥离腕横韧带粘连组织，然后再重复上述操作。

松解腕横韧带

于开槽套管装置远侧入口置入探刀（图16.15a），其刀刃在前方，其余部分无刃。

将探刀紧贴腕横韧带由近及远滑动，至腕横韧带远侧缘，以其前方刀刃切开腕横韧带远侧缘（图16.15b）。再于开槽套管装置远侧入口插入三角刀，在腕横韧带中部开一小口（图16.16）。然后置入倒钩刀，将其钝性刀头插入三角刀的切口中，向远方牵拉，其锐利的钩状刀刃将腕横韧带两个切口间组织完全切开，腕横韧带远侧半被彻底松解（图16.17）。

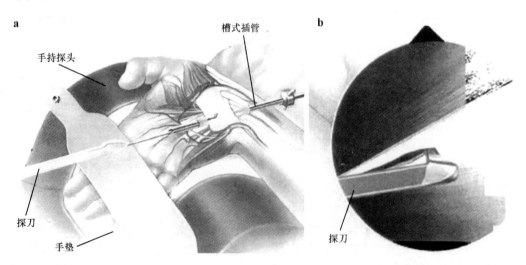

图 16.15 （a）探刀经开槽套管远端插入，切开腕横韧带远端。(Courtesy of Smith & Nephew, Andover, MA, with permission.) （b）探刀由远及近切开腕横韧带远端。(Courtesy of Smith & Nephew, Andover, MA, with permission.)

入倒钩刀，插入腕横韧带中部裂口，向近侧牵拉至筋膜切口（图 16.18），腕横韧带即被完全松解（图 16.19）。

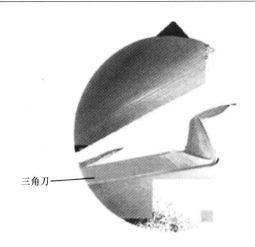

图 16.16　利用三角刀在腕横韧带中部作一切口。（Courtesy of Smith & Nephew, Andover, MA, with permission）

三角刀

抽出内窥镜，经开槽套管装置远侧入口重新置入，于开槽套管装置近侧入口插入探针，剥离腕横韧带与开槽套管装置间组织，然后用三角刀于近侧筋膜处开一小口，再以探刀加大切口，于开槽套管装置近侧入口置

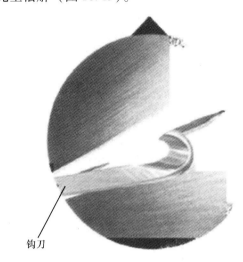

钩刀

图 16.17　利用钩刀将上述切口间腕横韧带切开，腕横韧带远侧半已被松解。（Courtesy of Smith & Nephew, Andover, MA, with permission.）

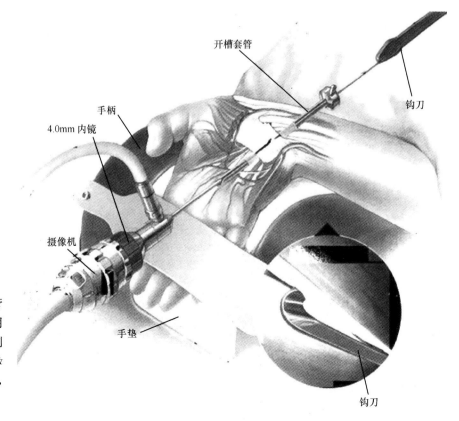

开槽套管

钩刀

手柄

4.0mm 内镜

摄像机

手垫

钩刀

图 16.18　经开槽套管远端置入内窥镜，利用钩刀松解腕横韧带近侧半。（Courtesy of Smith & Nephew, Andover, MA, with permission.）

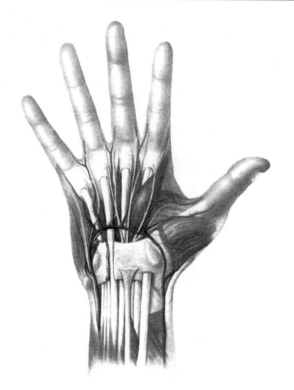

图 16.19 腕横韧带完全松解。（Courtesy of Smith & Nephew, Andover, MA, with permission.）

单入口内窥镜下腕横韧带松解术

由 Agee 设计，手部生物力学实验室制作

的第一种商业化生产的手术刀具，由于不能在直视下切开腕横韧带，以及刀具的控制性较差，最终导致产品被召回。重新设计的刀具系统可在直视下作用于腕横韧带，于 1992 年再次投入市场。手术通常在全麻或局部神经阻滞麻醉下进行，但也可在局部麻醉下操作[27]。上臂放置气性止血带。

皮肤切口

腕关节掌侧一般有两条或多条腕横纹。沿远侧腕横纹的手术切口愈后外观影响小，而近侧腕横纹的手术切口，由于皮下组织较少，手术操作相对容易。应注意远侧腕横纹切口增加了术中器械误入 Guyon 管的风险，而且一些患者远侧腕横纹的尺侧延向掌根处，此处切口易致术后疼痛性瘢痕。以掌侧肌腱为中心，于桡侧腕屈肌腱与尺侧腕屈肌腱之间做横行切口（图 16.20）。因为皮下组织较少，切开皮肤后，即纵向分离皮下组织，保护皮神经，显露前臂掌侧筋膜。术中将掌长肌腱牵向桡侧以保护正中神经掌皮支。

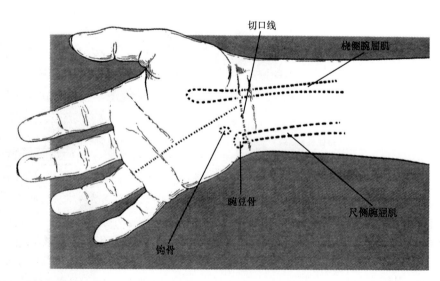

图 16.20 皮肤切口标识线。（Courtesy of MicroAire Surgical Instruments LLC, Charlottesville, VA, with permission.）

关键操作技术及腕横韧带松解

于前臂掌侧筋膜设计、掀起一远端蒂的 U 形筋膜瓣（图 16.21）。先后利用剥离器（图 16.22）及圆形探针（图 16.23）剥离屈

肌腱滑囊与腕横韧带之间粘连。上述操作时器械应与环指轴线一致，并紧贴钩骨钩及腕横韧带深面置入，如此形成一条通路以置入刀具系统。

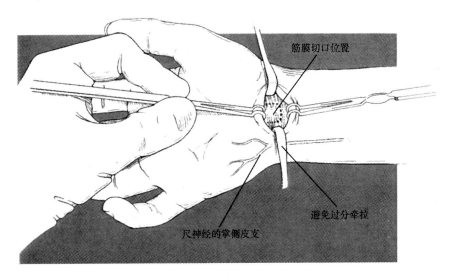

筋膜切口位置

避免过分牵拉

尺神经的掌侧皮支

图 16.21 于前臂掌侧筋膜掀起一远端蒂的 U 形筋膜瓣。（Courtesy of MicroAire Surgical Instruments LLC，Charlottesville，VA，with permission.）

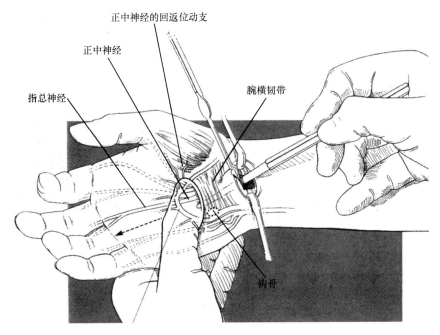

正中神经的回返位动支

正中神经

指总神经

腕横韧带

钩骨

图 16.22 以剥离器剥离屈肌腱滑膜与腕横韧带深面的粘连。（Courtesy of MicroAire Surgical Instruments LLC，Charlottesville，VA，with permission.）

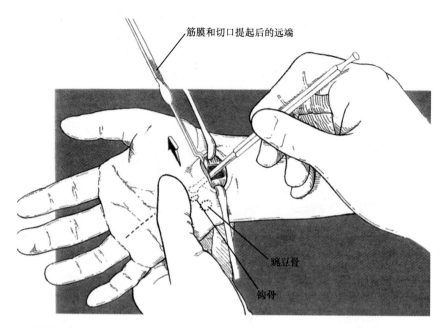

筋膜和切口提起后的远端

豌豆骨

钩骨

图 16.23　于腕管尺侧插入圆形探针，以形成刀具系统置入通路。（Courtesy of MicroAire Surgical Instruments LLC, Charlottesville, VA, with permission.）

　　保持腕关节轻度过伸位，将刀具系统沿此通路置入腕关节，其视窗紧贴腕横韧带深面（图 16.24）。刀具系统应与环指轴线一致，并紧贴钩骨钩，以确保其位于腕管尺侧。

刀具系统置入深度在 3cm 之内，以免损伤掌浅弓及中环指指总神经。由近及远的置入方式需确定腕横韧带的远侧缘[32]，这可利用电视监视屏法、经皮光照法等实现。正确置入

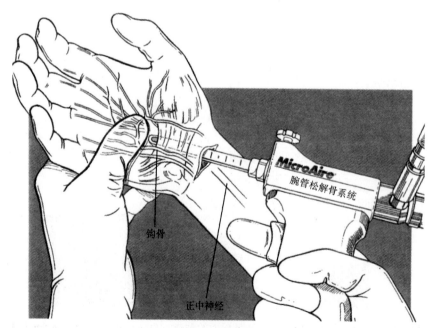

钩骨

正中神经

腕管松解骨系统

图 16.24　将刀具系统插入腕管。（Courtesy of MicroAire Surgical Instruments LLC, Charlottesville, VA, with permission.）

刀具系统后，按下开关，升起刀片，随着刀具系统的回撤即可切割腕横韧带（图 16.25）。如腕横韧带较厚，需重复上述操作，以完成腕横韧带的完全松解。术中使用板钩保护腕横韧带远端皮肤，以免被刀片刺破。

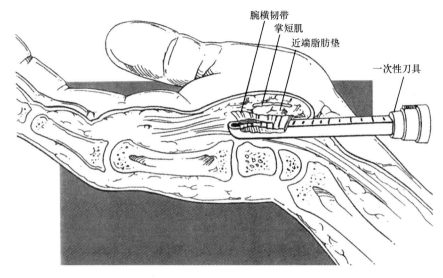

图 16.25　以刀具系统切割腕横韧带。（Courtesy of MicroAire Surgical Instruments LLC，Charlottesville，VA，with permission. ）

其后取下刀片，重新插入刀具系统，观察腕横韧带的松解效果。多种技术可实现这一目标，例如利用刀具系统或探针触压腕横韧带，感受压力的变化，如腕横韧带完全切断，则所触及的皮下组织更为松软；也可插入一或二根直角拉钩确认。

内窥镜下观察腕横韧带的松解

在内窥镜下，部分切开的腕横韧带，其深面呈一 V 形裂痕（图 16.26），这是由于腕横韧带的浅层纤维未被切断所致。腕横韧带完全切断后，在内窥镜下可见韧带断端分别弹向尺、桡侧，呈一梯形缺损（图 16.27）。回缩的韧带断端可见掌侧腱膜的横纤维中夹杂着脂肪颗粒及肌肉组织。

松解前臂掌侧筋膜

腕横韧带松解可致腕管内容物向掌侧凸出[33]。凸出的腕管内组织可使正中神经卡压在完整的前臂掌侧筋膜而出现损伤。因此术中应以组织剪在直视下剪开前臂筋膜，以使正中神经完全松解（图 16.28）。剪刀于掌长肌尺侧切开前臂筋膜 2～3cm，以避免损伤正中神经掌皮支。

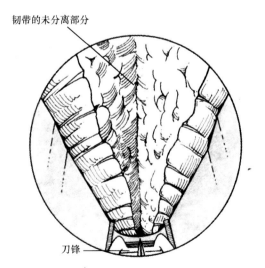

图 16.26　腕横韧带部分切开，其深面呈一 V 形裂痕。（Courtesy of MicroAire Surgical Instruments LLC，Charlottesville，VA，with permission. ）

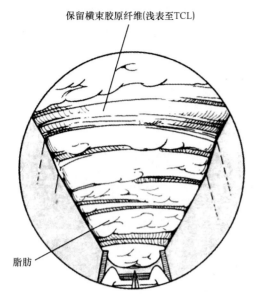

保留横束胶原纤维(浅表至TCL)

脂肪

图16.27 腕横韧带完全切开。（Courtesy of MicroAire Surgical Instruments LLC, Charlottesville, VA, with permission.）

扳机指小切口松解术

扳机指，又名狭窄性腱鞘炎，多见于成人，是由于肌腱滑动的纤维鞘管增厚（纤维软骨化）或腱周滑膜组织肥厚所致，临床症状也与肌腱结节状肥厚[34]、A1滑车绞锁有关。患者表现为局部疼痛、肿胀，部分患者手指绞锁于屈曲位，需腱侧手指扳动才能伸直。

扳机指的治疗方法较多。非手术方法包括患指伸直位固定，非甾体抗炎药、类固醇激素治疗等。如非手术治疗方法无效，可手术松解A1滑车。手术在局部麻醉下进行，经手掌侧的小切口完成，将A1患侧直视下完全切开。手术成功率可达97%～100%，复发率只有3%[35-38]。但报道中手术合并症高达7%～28%[35,39]，其中包括指神经损伤[39]、感

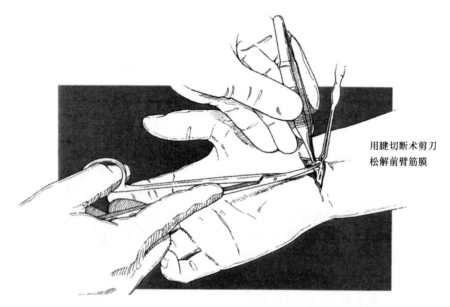

用腱切断术剪刀
松解前臂筋膜

图16.28 以组织剪松解前臂掌侧筋膜。（Courtesy of MicroAire Surgical Instruments LLC, Charlottesville, VA, with permission）

染[39]、关节僵硬[40]、无力[39]、疼痛性瘢痕[39]及屈肌腱弓弦效应[41]等，手术需要一定的设备和条件，伤口愈合需要两周时间。

Lorthioir[43]最早提出用细的肌腱刀经皮松解A1滑车，取得了较好的结果，且无手术合并症。几十年后，Eastwood等[44]利用针头完

成上述操作，优良率达94%。近年来一些相关报道也显示经皮松解A1滑车技术较高的成功率[44-47]。相较于传统术式，该技术操作简便快捷[36]，但松解不充分或术中需转为切开松解术的发生率为0～11%[44,48,49]。Gilbert等[36,38]认为经皮松解技术操作简便，痛苦小，

术后恢复快，较传统术式有较大优势。但由于其不能在直视下操作，有损伤神经、肌腱的风险。目前尚无神经损伤的报道，而传统切开手术中有损伤拇指桡侧指神经的报道[39,42,44,48-50]。尸体模型显示用针头经皮松解A1滑车可造成屈肌腱浅面的纵向刺伤，手指的发生率为 88%，拇指的发生率为100%[45,50]，但这种损伤对大多数患者并不造成功能障碍[46]。

本章介绍扳机指的经皮针刀松解技术及内窥镜下松解术。

经皮针头松解技术

手术技术

经皮 A1 滑车松解术可在办公室进行。手术在局部麻醉下进行，患指掌根部消毒。令患者主动屈曲患指，术者与其对抗，此时屈肌腱鞘紧绷于皮下，而神经血管束移向两侧深面。

将 18 号针头刺入 A1 滑车近侧，针头应于屈肌腱鞘中轴线处垂直刺入（可避免损伤神经血管束），针头斜面与肌腱平行。一些学者（包括作者）建议将针头插入 A1 滑车的中远部，然后再分别向远近端松解。

中、环、小指的 A1 滑车近侧缘位于远掌横纹处，而示指位于近掌横纹处。中、环指A1 滑车松解术相对安全，食、小指由于屈肌腱及指神经血管束的斜行走向，则手术有一定的损伤风险。Wilhelmi 等[51]（图 16.29）准确描述了小指屈肌腱鞘 A1 滑车的体表标识：即位于舟骨结节尺侧缘与小指近指横纹中点连线上。食指 A1 滑车的体表标识位于豌豆骨桡侧缘与食指近指横纹中点连线上。利用上述标识线经尸体研究证实可准确切开 A1 滑车而不会损失指神经血管束。拇指近指横纹与拇指掌侧中线交点即为经皮松解术的进针点。

针头插入深可刺入肌腱中，表现为手指末节随着针头的移动而屈伸，此时应将针头适当回缩直至上述现象消失，则针尖正好位

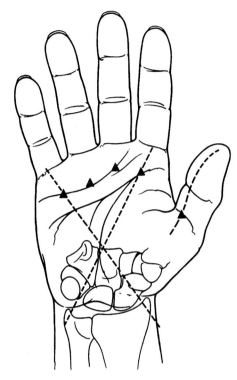

图 16.29 经皮松解术中 A1 滑车的体表标志，示指：食指近指横纹中点与豌豆骨桡侧缘连线与近掌横纹交点处。中指：中指掌侧中轴线与远掌横纹交点处。环指：环指掌侧中轴线与远掌横纹交点处。小指：小指近指横纹中点与舟骨结节尺侧缘连线与远掌横纹交点处。拇指：拇指掌侧中轴线与近指横纹交点处。（Courtesy of Biomet Orthopedics Inc., Warsaw, IN, with permission.）

于 A1 滑车。将针头沿屈肌腱鞘纵轴前后移动以切断 A1 滑车。A1 滑车切开时有一种研磨感。如术者确认 A1 滑车完全松解，即可拔出针头，患者主动屈伸手指时弹响感消失。

扳机指刀经皮松解技术

与针头经皮松解术不同，扳机指刀可避免损伤屈肌腱，避免瘢痕粘连及复发等手术合并症。

手术技术

手术在局部麻醉下进行，于手指近指横纹以近分别作两条间距 1cm、宽 1cm 的标志线。A1 滑车即位于标志线之间。于近指横纹以近

3cm 处作第 3 条标志线，在此线上做 3mm 手术切口（图 16.30 和图 16.31）。如扳机指刀经切口插入困难，可用小剪刀适度分离掌侧纤维。

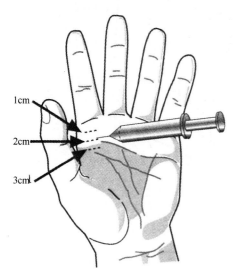

图 16.30 手指近指横纹以近 1cm、2cm、3cm 处各作一条标志线。图示为局部麻醉注射部位。（Courtesy of Biomet Orthopedics Inc., Warsaw, IN, with permission.）

扳机指刀与屈肌腱平行，纵向由远及近插入小切口（图 16.32），直至触及 A1 滑车近缘。术者拇指于第一条皮肤标识线处捏住

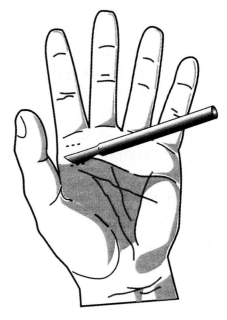

图 16.31 皮肤切口位于第 3 条标志线处。（Courtesy of Biomet Orthopedics Inc., Warsaw, IN, with permission.）

患手，以防刀具损伤 A2 滑车（见图 16.32）。将刀向远端推入，以切断 A1 滑车，此时可有研磨感。A1 滑车完全切开后，抽出刀具，令患者主动屈伸手指，此时手指应屈伸自如，弹响感消失。

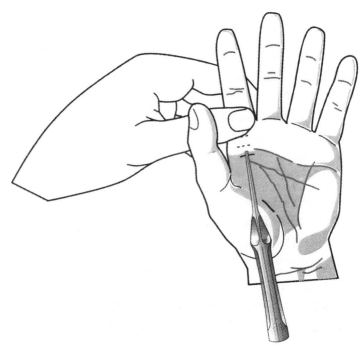

图 16.32 扳机指刀与屈肌腱平行，纵向插入。术者拇指紧紧捏住第一条皮肤标志线处，以防扳机指刀损伤 A2 滑车。（Courtesy of Biomet Orthopedics Inc., Warsaw, IN, with permission.）

内窥镜下扳机指屈肌腱鞘松解术

主张内窥镜下行扳机指松解术的学者认为小切口入路，直视下松解 A1 滑车的优势使其预后优于传统术式。

手术技术

手术在局部麻醉下进行。上臂上气性止血带。术中只需做两道 2.5mm 的横切口，近侧切口位于 A1 滑车近侧缘以近 1cm 处，远侧切口位于近指横纹处。保持掌指关节过伸位，于近侧切口插入钝头剥离器分离皮下组织，建立两个切口间的皮下通道（图 16.33）。

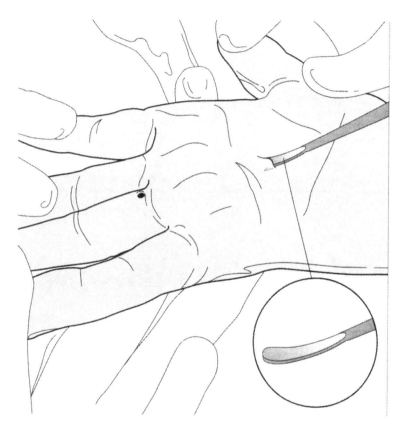

图 16.33　插入弧形钝头剥离器，建立皮下通道。（Courtesy of Smith & Nephew, Andover, MA, with permission.）

于近侧切口置入开槽套管装置，与屈肌腱鞘平行，经皮下通道于远侧切口穿出（图 16.34）。抽出开槽套管装置内芯，经近侧切口插入 2.7mm，30°对光源内窥镜，经槽窗观察腱鞘炎的病理变化及解剖结构（图 16.35）。也可利用探针的触碰来确定解剖结构及 A1 滑车近侧缘。经远侧切口插入钩刀，钩住 A1 滑车近侧缘，在内窥镜下回撤钩刀，切开 A1 滑车，显露屈肌腱。

A1 滑车切开后，如屈肌腱滑膜肥厚、增生明显，可利用三角刀松解滑膜鞘。令患者主动屈伸手指，屈肌腱滑动顺利，无弹响，则证实 A1 滑车完全松解。

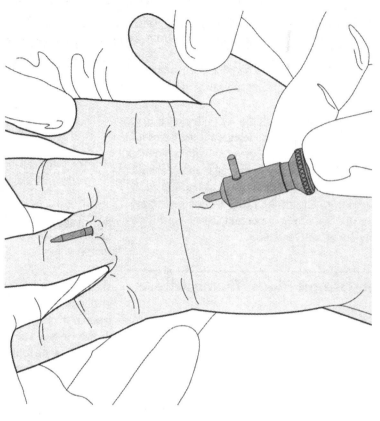

图16.34 于近侧切口置入开槽套管装置，与屈肌腱鞘平行，经皮下通道于远侧切口穿出。（Courtesy of Smith & Nephew, Andover, MA, with permission.）

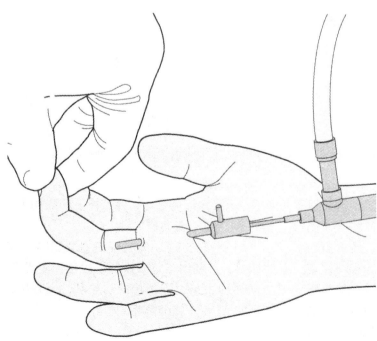

图16.35 抽出开槽套管装置内芯，插入对光源内窥镜系统。（Courtesy of Smith & Nephew, Andover, MA, with permission.）

内窥镜下拇指扳机指松解术

拇指的内窥镜入口较其他手指稍远（图16.36），远侧切口位于掌指关节与指间关节之间中点处，近侧切口位于拇指近指横纹以近1cm处，切口时应使拇指充分外展。拇指扳机指内窥镜下松解术与其他手指一样，只是在手术过程中，拇指应保持充分外展位，以免损伤指神经。

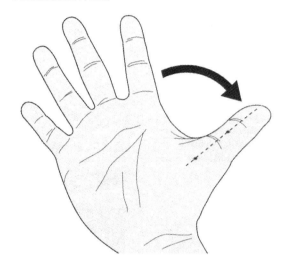

图16.36 拇指皮肤切口标志线。(Courtesy of Smith & Nephew, Andover, MA, with permission.)

（殷中罡 译 阚世廉 李世民 校）

参考文献

1. Duncan K.H., et al., Treatment of carpal tunnel syndrome by members of the American Society for Surgery of the Hand: results of a questionnaire. J Hand Surg (Am), 1987 **12**(3): p. 384–91
2. Pfeffer, G.B., et al., The history of carpal tunnel syndrome. J Hand Surg (Br), 1988 **13**(1): p. 28–34
3. Stevens, J.C., et al., Carpal tunnel syndrome in Rochester, Minnesota, 1961 to 1980. Neurology, 1988 **38**(1): p. 134–8
4. Gelberman, R.H., et al., The carpal tunnel syndrome. A study of carpal canal pressures. J Bone Joint Surg Am, 1981 **63**(3): p. 380–3
5. Cobb, T.K., et al., The carpal tunnel as a compartment. An anatomic perspective. Orthop Rev, 1992 **21**(4): p. 451–3
6. Phalen, G.S., W.J. Gardner, and A.A. La Londe, Neuropathy of the median nerve due to compression beneath the transverse carpal ligament. J Bone Joint Surg Am, 1950 **32A**(1): p. 109–12
7. Phalen, G.S., The carpal-tunnel syndrome. Clinical evaluation of 598 hands. Clin Orthop Relat Res, 1972 **83**: p. 29–40
8. Semple, J.C. and A.O. Cargill, Carpal-tunnel syndrome. Results of surgical decompression. Lancet, 1969 **1**(7601): p. 918–9
9. Seradge, H. and E. Seradge, Piso-triquetral pain syndrome after carpal tunnel release. J Hand Surg (Am), 1989 **14**(5): p. 858–62
10. Chow, J.C., Endoscopic release of the carpal ligament: a new technique for carpal tunnel syndrome. Arthroscopy, 1989 **5**(1): p. 19–24
11. Agee, J.M., et al., Endoscopic release of the carpal tunnel: a randomized prospective multicenter study. J Hand Surg (Am), 1992 **17**(6): p. 987–95
12. Nathan, P.A., K.D. Meadows, and R.C. Keniston, Rehabilitation of carpal tunnel surgery patients using a short surgical incision and an early program of physical therapy. J Hand Surg (Am), 1993 **18**(6): p. 1044–50
13. Lee, W.P. and J.W. Strickland, Safe carpal tunnel release via a limited palmar incision. Plast Reconstr Surg, 1998 **101**(2): p. 418–24; discussion 425–6
14. Chow, J.C., Endoscopic release of the carpal ligament for carpal tunnel syndrome: 22-month clinical result. Arthroscopy, 1990 **6**(4): p. 288–96
15. Trumble, T.E., et al., Single-portal endoscopic carpal tunnel release compared with open release: a prospective, randomized trial. J Bone Joint Surg Am, 2002 **84-A**(7): p. 1107–15
16. Palmer, D.H., et al., Endoscopic carpal tunnel release: a comparison of two techniques with open release. Arthroscopy, 1993 **9**(5): p. 498–508
17. Brown, R.A., et al., Carpal tunnel release. A prospective, randomized assessment of open and endoscopic methods. J Bone Joint Surg Am, 1993 **75**(9): p. 1265–75
18. Kerr, C.D., M.E. Gittins, and D.R. Sybert, Endoscopic versus open carpal tunnel release: clinical results. Arthroscopy, 1994 **10**(3): p. 266–9
19. Okutsu, I., et al., Endoscopic management of carpal tunnel syndrome. Arthroscopy, 1989 **5**(1): p. 11–8
20. Okutsu, I., et al., Measurement of pressure in the carpal canal before and after endoscopic management of carpal tunnel syndrome. J Bone Joint Surg Am, 1989 **71**(5): p. 679–83
21. Adams, B.D., Endoscopic carpal tunnel release. J Am Acad Orthop Surg, 1994 **2**(3): p. 179–84
22. Bande, S., L. De Smet, and G. Fabry, The results of carpal tunnel release: open versus endoscopic technique. J Hand Surg (Br), 1994 **19**(1): p. 14–7
23. Brown, M.G., B. Keyser, and E.S. Rothenberg, Endoscopic carpal tunnel release. J Hand Surg (Am), 1992 **17**(6): p. 1009–11
24. Erdmann, M.W., Endoscopic carpal tunnel decompression. J Hand Surg (Br), 1994 **19**(1): p. 5–13
25. Feinstein, P.A., Endoscopic carpal tunnel release in a community-based series. J Hand Surg (Am), 1993

18(3): p. 451–4

26. Resnick, C.T. and B.W. Miller, Endoscopic carpal tunnel release using the subligamentous two-portal technique. Contemp Orthop, 1991 **22**(3): p. 269–77

27. Agee, J.M., H.R. McCarroll, and E.R. North, Endoscopic carpal tunnel release using the single proximal incision technique. Hand Clin, 1994 **10**(4): p. 647–59

28. Berger, R.A., Endoscopic carpal tunnel release. A current perspective. Hand Clin, 1994 **10**(4): p. 625–36

29. Nagle, D.J., et al., A multicenter prospective review of 640 endoscopic carpal tunnel releases using the transbursal and extrabursal chow techniques. Arthroscopy, 1996 **12**(2): p. 139–43

30. Seiler, J.G., III, et al., Endoscopic carpal tunnel release: an anatomic study of the two-incision method in human cadavers. J Hand Surg (Am), 1992 **17**(6): p. 996–1002

31. Chow, J.C., Endoscopic carpal tunnel release. Two-portal technique. Hand Clin, 1994 **10**(4): p. 637–46

32. Viegas, S.F., A. Pollard, and K. Kaminksi, Carpal arch alteration and related clinical status after endoscopic carpal tunnel release. J Hand Surg (Am), 1992 **17**(6): p. 1012–6

33. Richman, J.A., et al., Carpal tunnel syndrome: morphologic changes after release of the transverse carpal ligament. J Hand Surg (Am), 1989 **14**(5): p. 852–7

34. Hueston, J.T. and W.F. Wilson, The aetiology of trigger finger explained on the basis of intratendinous architecture. Hand, 1972 **4**(3): p. 257–60

35. Bonnici, A.V. and J.D. Spencer, A survey of 'trigger finger' in adults. J Hand Surg (Br), 1988 **13**(2): p. 202–3

36. Gilberts, E.C., et al., Prospective randomized trial of open versus percutaneous surgery for trigger digits. J Hand Surg (Am), 2001 **26**(3): p. 497–500

37. Benson, L.S. and A.J. Ptaszek, Injection versus surgery in the treatment of trigger finger. J Hand Surg (Am), 1997 **22**(1): p. 138–44

38. Gilberts, E.C. and J.C. Wereldsma, Long-term results of percutaneous and open surgery for trigger fingers and thumbs. Int Surg, 2002 **87**(1): p. 48–52

39. Thorpe AP, Results of surgery for trigger finger. J Hand Surg (Br), 1988 **13**(2): p. 199–201

40. Hodgkinson JP, et al. Retrospective study of 120 trigger digits treated surgically. J R Coll Surg Edinb, 1988 **33**(2): p. 88–90

41. Heithoff, S.J., L.H. Millender, and J. Helman, Bowstringing as a complication of trigger finger release. J Hand Surg (Am), 1988 **13**(4): p. 567–70

42. Fu, Y.C., et al., Revision of incompletely released trigger fingers by percutaneous release: results and complications. J Hand Surg (Am), 2006 **31**(8): p. 1288–91

43. Lorthioir, J., Jr., Surgical treatment of trigger-finger by a subcutaneous method. J Bone Joint Surg Am, 1958 **40-A**(4): p. 793–5

44. Eastwood, D.M., K.J. Gupta, and D.P. Johnson, Percutaneous release of the trigger finger: an office procedure. J Hand Surg (Am), 1992 **17**(1): p. 114–7

45. Bain, G.I. and N.A. Wallwork, Percutaneous A1 pulley release a clinical study. Hand Surg, 1999 **4**(1): p. 45–50

46. Blumberg, N., R. Arbel, and S. Dekel, Percutaneous release of trigger digits. J Hand Surg (Br), 2001 **26**(3): p. 256–7

47. Bara T, and T. Dorman, [Percutaneous trigger finger release]. Chir Narzadow Ruchu Ortop Pol, 2002 **67**(6): p. 613–7

48. Cihantimur, B., S. Akin, and M. Ozcan, Percutaneous treatment of trigger finger. 34 fingers followed 0.5–2 years. Acta Orthop Scand, 1998 **69**(2): p. 167–8

49. Patel, M.R. and V.J. Moradia, Percutaneous release of trigger digit with and without cortisone injection. J Hand Surg (Am), 1997 **22**(1): p. 150–5

50. Pope, D.F. and S.W. Wolfe, Safety and efficacy of percutaneous trigger finger release. J Hand Surg (Am), 1995 **20**(2): p. 280–3

51. Wilhelmi, B.J., et al., Safe treatment of trigger finger with longitudinal and transverse landmarks: an anatomic study of the border fingers for percutaneous release. Plast Reconstr Surg, 2003 **112**(4): p. 993–9

第 17 章 | 微创外科上肢病例的非正式讨论

Evan L. Flatow, Bradford O. Parsons, and Leesa M. Galatz

病例 1

Dr. Flatow：这是第一个病例，55 岁，右撇子，前警察侦探，他是在 1978 年摩托车事故中受伤的。我们没有肩部骨折的原始 X 线片，但是很明显他采用鹰嘴牵引 5 周治疗。我们最初看到他是在 1988 年，事实上，他的关节是僵硬的，有中度的疼痛感。在其后的 18 年中疼痛逐渐加剧，现在难以忍受（需要用麻醉性镇痛药）。他也为患处伴有僵直而沮丧。他肢体活动范围为向上 90°，外旋至 −10°，内旋手到达臀部后方。Dr. Parsons 对这个患者有没有关节保留的选择？

Dr. parsons：关节保留的方法，像关节镜下关节囊松解、骨成形术或者切开清理术。对于盂肱关节炎的患者，在伴有轻微的关节僵硬、没有真正的关节畸形的情况下，是可选择的。在这些手术方式中选择合适的对患者来说可减轻疼痛，改善活动，是非常有用的，特别是那些太年轻或有频繁体力活动而不能行关节置换的患者。Gerrt William 细心选择患者，采用切开、清理和带有关节囊组织的生物型关节盂表面置换，已经取得了成功。这些患者包括年轻人，更包括主动活动的原发盂肱关节骨关节炎患者。然而，一旦有广泛的关节炎改变，特别是创伤后关节炎，就会有明显的畸形存在，这些治疗选择的疗效是否成功是不可预测的。对于这样一位患者，我们提出两个主要选择：继续使用肩关节这样生活，或者考虑肩关节置换成形术。

Dr. Flatow：我得出了同样的结论。对于这种程度的创伤后关节炎，我觉得至少需要置换肱骨边。对某些更年轻人，或需经常活动的患者，我们试图避免用聚乙烯的关节盂置换。最初，我们只是试图用铰刀铰关节盂，但是并没有很好的效果，所以我们移去了生物型关节表面置换，采用 Burkhead 描述的用关节囊或筋膜，或者采用 Levine 和 Yamaguchi 描述的用异体半月板。然而结果常常不是可预见的。有这样一位 55 岁患者，虽然仍可以做活动，但他希望能改善他的活动功能，我觉得他可以做全关节置换。

Dr. Galatz：我同意放置一个关节盂的提供最可靠的疼痛缓解，且已证明替换关节盂寿命较长。然而技术上部有些挑战：骨干的畸形愈合将使得传统的柄置入有困难。

Dr. Flatow：这是个问题。对轻微的畸形愈合，已经提倡使用可变的解剖型假体以容许调整的假体适应变形的解剖。然而，我没有见到逻辑上把骨畸形愈合转为金属的。当可能的时候，我更喜欢应用切割导引再建假体的结节和骨干轴，而不理会畸形愈合的肱骨头，旨在恢复更正常的力学。当损坏严重时，像这个病例就我们还采取关节表面置换。

Dr. Galatz：针对这种情况，表面关节置换成形术是非常好的选择。这种特殊的假体的应用是骨保护。在这位年轻患者身上，这种选择提供了未来重建选择的益处。

Dr. Flatow：表面置换术的一个最大缺点是被的显露关节盂。有些病例，我们应用 Copeland 提出的上方入路，但是在这个病例我们能够施行松解，就允许通过三角肌胸大肌间

隙入路显露关节。虽然这例患者我们应用了一个标准的三角肌胸大肌入路，但是通常能够应用一个微创的腋部皮肤切口。这例患者随后获得了非常好的疼痛改善和减缓实质，但在运动方面没有完全改善。他的最终活动范围为：肩抬高140°，外旋至40°，内旋至背部 L1 后方。

病例2

Dr. Flatow：这是一位 57 岁，右撇子的男性患者，他从超过 5 英尺的梯子跌落，左肩关节着地。他是一名退休的警察队长和活跃的高尔夫手。没有神经血管缺陷。在他的上臂和腋部有瘀斑。Dr. Galatz，你是肱骨近端骨折经皮固定的创始者之一，这些技术在这有用吗？

Dr. Galatz：这种特殊骨折采用经皮穿针不是很好的选择。理由是因为沿着内侧骨干和骨距区域是粉碎骨折。这个区域的粉碎骨折是经皮穿针固定的禁忌证，因为它将导致不稳定的复位。

Dr. Flatow：Dr. parsons，髓内装置例如锁钉是否为一种选择？

Dr. parsons：髓内钉对某些肱骨近端骨折是一种选择。应用在这些内置物的时候，当骨骼完好时，在肱骨头结实的近端固定使其能够提供一个稳定的稳定结构，大多可以成功。但若是粉碎性骨折，如本病例，特别是大结节受累时，在锁钉打入的过程中，我将留意移位出来的大结节，一旦锁钉置入，运用重点就是我的近端固定。因此，我认为本病例不是髓内钉的好选择。

Dr. Flatow：我们选择了锁定钢板。这允许我们确保采用缝线将大结节固定到钢板孔，稳固地固定肱骨头和干。

Dr. Galatz：锁定钢板的应用是一个优良的选择，因为它提供了这种困难骨折所需要的稳定性。

Dr. Flatow：有些外科医生推荐从延伸的上部三角肌劈开入路，根据需要显露和保护腋神经旋支。然而，我一般愿意采用三角肌胸大肌入路。它能提供良好的功能和合理的运动（图 17.1a-c）。

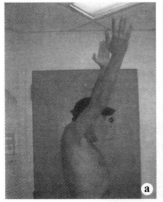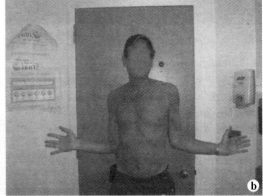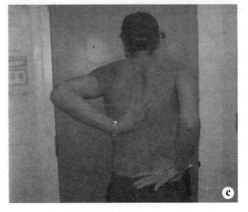

图 17.1 （a-c）一例 57 岁男性患者从梯子上摔下来致肱骨近端骨折，用锁定板修复。患者有良好的功能和合理的运动。

病例 3

Dr. Flatow：62 岁女性，右撇子，被汽车撞伤 10d 后来就诊，她的肋骨骨折，左肱骨近端骨折。

Dr. Galatz：这例骨折是外翻撞击骨折排列，非常适合于经皮穿针固定。这对该患者是一个很好的选择。在透视图上，外翻畸形没有复位，然而在最终的 X 线片上，外翻畸形被复位了。外翻畸形的复位是采用所描述的技术向上挤压来矫正，随之大结节回到解剖学位置。针最好放置在沿外科颈下方约束肱骨头。

病例 4

Dr. Flatow：这是一位 31 岁女性，右撇子，6 年前她从山上跌下，经受了创伤性前脱位。经历了 6h 才获得帮助，肩关节得以复位。随后又经历了 4 次脱位，全部需要手法复位。在跌落之后，又发生了第二次脱位，后来的三次是位置性的（如伸手去床头桌）。检查时，她有典型的前脱位恐惧伴外展和外旋，肌力和活动范围正常，轻度的松弛（她的肘关节过伸 12°，她能拇指接近于前臂）。Dr. parsons，她是不是微创关节囊手术的适应证？

Dr. parsons：肩肱关节前方不稳定如果关节囊松弛明显，传统的手术处理是切开盂唇修复伴关节囊转移，。近来，很多外科医生对于不稳定肩关节脱位成功的采用关节镜下修复，但是切开行稳定术仍然有作用，特别对关节盂有骨缺失的患者或者以前行稳定手术失败的患者。当有适应证时，这些切开复位手术能够通过在腋部皱纹小的"微创"切口实行，这样既不影响美观，又允许很好的显露。

Dr. Flatow：Dr. Galatz，你能考虑在关节镜下处理吗？

Dr. Galatz：关节镜的应用对不稳定的肩关节行稳定术仍然是一个有争议的话题。然而，关节镜方式有几个优点。一是保留了肩胛下的完整和肩胛功能。虽然不稳定肩脱位手术后肩胛下肌的愈合是可靠的，但是文献报道说也有可能造成一些损害，这是事实。关节镜手术的另一个优点是保留本体感觉的能力，这是容易受到干扰的，特别是那些经受内在松弛的人群。

Dr. Flatow：我们做了关节镜检查，不仅发现了大的 Bankart 撕脱伤，而且发现大的 SLAP 撕裂，这两者我用了固定，随之关节囊有些张力。

Dr. Galatz：这是关节镜的另一个显著优点：它允许同时完成病理变化的治疗，参见本例患者，她是 SLAP 损伤，通过切开入路固定是非常困难的。

病例 5

Dr. Flatow：这是一位 37 岁男性，右侧撇子，由于工作和体重过重，右侧肩关节疼痛。X 线片显示内生软骨瘤（已做活检）没有其他不正常。检查时明显的外旋无力。肌电图检查证实肩胛上神经功能有机能障碍。

Dr. parsons：外旋无力通常是由于两个病理实体中的一个引起，一是明显的肩袖撕裂或肩胛上神经麻痹。没有创伤史的年轻患者，大的肩袖撕裂可能性是非常低的。孤立的肩胛上神经麻痹常常是肩胛上或冈盂切迹处囊肿压迫的结果。我看到孤立的外旋无力的患者的时候，我做了磁共振和肌电图检查。磁共振检查之前，我或许遗漏了许多碰撞神经引起无力的囊肿。预定磁共振时，我一定要告诉放射科医师磁共振视野向内足以包括肩胛上切迹，否则你可能遗漏该处的囊肿。肌电图有助于定位损伤部位是。肩胛上切迹损伤将影响到肩胛上和肩胛下，肩肱切迹损伤将仅影响肩胛下神经。肌电图亦有助于排除更多的神经功能障碍，例如 Parsonge-Turner 综合征，虽然罕见，我们也见过。

Dr. Flatow：肩胛上神经松解的很多入路已有描述。小切口，劈开斜方肌直接在肩胛

上切迹能允许松解该部位的神经，肩胛嵴上方的小切口允许暴露神经从肩胛上切迹（通过掀起小部分斜方肌和抬起肩胛上肌）至肩胛切迹下方（通过掀起小部分三角肌，向后翻岗下肌）然而，压迫是因为囊肿引起时，我们大多采用关节镜方法。

Dr. Galatz：我同意。肩胛切迹的囊肿采用关节镜技术是很容易治疗的。囊肿是 SLAP 损伤的结果，它使得一些滑液被挤压进肩胛切迹区域，施压在肩胛上神经。如果单独留下，初期能导致冈下肌萎缩，但如果囊肿位置高些，在肩胛上切迹附近也有冈上肌萎缩的。通过关节镜方法可以去除囊肿的压迫，最重要的修复内容是 SLAP 损伤的修复。如果这点不解决，那么问题的来源将没有被消除。

Dr. Flatow：这正是我们要做的，在 6 个月随访时，患者获得完全的外旋力量。他继续有轻微的疼痛和架空活动时无力，但报告他比手术以前好得多。他恢复了限定责任的工作。

（阚世廉 译　李世民 校）

索 引